—— 作者 ——

乌塔·弗里思

伦敦大学学院认知神经科学学院认知发展荣誉退休教授，以对自闭症谱系障碍的研究为学界所知。已出版著作多部，发表论文多篇，著作包括《自闭症：揭开谜团》、《自闭症：心灵与大脑》、《自闭症与阿斯伯格综合征》、《会学习的大脑：教育的经验教训》（与萨拉-杰恩·布莱克莫尔合著）、《历史上的自闭症：博尔格的休·布莱尔的例子》（与拉布·休斯敦合著）等。

[英国]乌塔·弗里思 著　刘光源 译

牛津通识读本·

自闭症

Autism

A Very Short Introduction

译林出版社

图书在版编目（CIP）数据

自闭症 /（英）乌塔·弗里思（Uta Frith）著；刘光源译. —南京：译林出版社，2023.1
（牛津通识读本）
书名原文：Autism: A Very Short Introduction
ISBN 978-7-5447-9359-9

Ⅰ.①自… Ⅱ.①乌… ②刘… Ⅲ.①孤独症-防治 Ⅳ.①R749.4

中国版本图书馆CIP数据核字（2022）第135657号

Autism: A Very Short Introduction, First Edition by Uta Frith
Copyright © Uta Frith 2008
Autism: A Very Short Introduction, First Edition was originally published in English in 2008. This licensed edition is published by arrangement with Oxford University Press. Yilin Press, Ltd is solely responsible for this Chinese edition from the original work and Oxford University Press shall have no liability for any errors, omissions or inaccuracies or ambiguities in such Chinese edition or for any losses caused by reliance thereon.
Chinese edition copyright © 2023 by Yilin Press, Ltd
All rights reserved.

著作权合同登记号　图字：10-2020-573号

自闭症　［英国］乌塔·弗里思　／著　刘光源　／译

责任编辑	许　昆
装帧设计	孙逸桐
校　　对	孙玉兰
责任印制	董　虎

原文出版	Oxford University Press, 2008
出版发行	译林出版社
地　　址	南京市湖南路1号A楼
邮　　箱	yilin@yilin.com
网　　址	www.yilin.com
市场热线	025-86633278
排　　版	南京展望文化发展有限公司
印　　刷	徐州绪权印刷有限公司
开　　本	850毫米×1168毫米　1/32
印　　张	4.5
插　　页	4
版　　次	2023年1月第1版
印　　次	2023年1月第1次印刷
书　　号	ISBN 978-7-5447-9359-9
定　　价	59.50元

版权所有·侵权必究

译林版图书若有印装错误可向出版社调换。质量热线．025-83658316

序 言

魏坤琳

乌塔·弗里思是我们这个时代最伟大的自闭症研究者之一。在长达五十余年的研究生涯里面，她著作等身、贡献卓越，其理论和实践深远地影响了自闭症的科学研究。更难能可贵的是，她是一位充满同理心、对自闭症群体及其家庭有深刻理解的女性，为自闭症的科普做了大量的工作。而您手中这本书是她精心撰写的一本简约但全面、文字浅显但思想深刻的自闭症科普读物。

我的学术研究方向是认知心理学和认知神经科学，专长是人的感知运动控制。但是过去几年中，我开始有意识地涉及自闭症研究，因为我发现这是一个充满着未知和挑战，又被社会和广大自闭症患者家庭迫切需要的研究领域。美国目前的自闭症发病率约为1/60；中国的官方数字尚缺，但粗略估计在1/100左右。考虑到中国的人口基数，我们的自闭症患者群体庞大，自闭症影响了千万家庭的生活和幸福感，对社会保障、教育、医疗系统构成了严重的挑战。遗憾的是，目前科学家和医学界只揭开了自闭症的部分奥秘，也只提供了效果有限的干预手段。迄今为止，我们还没有直接、简单的医学诊断手段，而是主要依赖专业人员的临床观察和家长访谈；我们没有根除这种复杂的精神类疾病的行为学疗法，或者药物和基因疗法；我们甚至没有统一的认知和神经学理论来解释自闭症。

科研的滞后造成大众不能理解这些"来自星星的孩子"，也对如何有效地诊断、矫正和教育这些孩子感到疑惑。同时，市面上有成百上千的宣称能"治愈"自闭症的话术和骗术，有数不清的非科学、非专业的干预手段。甚至，某些研究者宣称自闭症是后天养育造成的，仅仅因为他们发现自闭症患儿和创伤后应激障碍患者之间存在行为特征的相似性。其实，这样的"理论"早已被自闭症的神经和心理学研究推翻，因为大量科学证据表明自闭症是有基因基础、伴随终身的神经发育障碍；环境对自闭症有影响，但不是致病的主因。可见，当科学还没解开所有谜团，伪科学和迷信总会有机会沉渣泛起。

乌塔·弗里思这本"牛津通识读本"的中文版出版得恰是时候。她从自闭症患者的故事入手，从行为表现到主流理论，从诊断到矫正都进行了系统的论述，真实全面地反映了我们目前对自闭症的认知。并且，她直面的是目前与自闭症最相关的问题，例如：

- 目前我们能多早诊断出自闭症？
- 为什么自闭症的表现如此复杂多样？
- 自闭症的成因是什么？和后天养育有关系吗？
- 我们能为孩子做点什么？

- 自闭症目前有什么理论解释?
- 为什么每个理论都只是部分解释了我们看到的现象？它们各自的优劣是什么？

我相信这些问题的解答和论述能让你收获颇多。在我个人看来，作者对自闭症的认知和神经理论进行了合理的延伸和大胆的猜想，显示了其稳重而智慧的学者风范。

我向所有人推荐这一本书。如果你是对心理学和脑科学感兴趣的普通读者，那么从自闭症切入，你更易于学习人类认知和社交情绪的发育特征，深刻理解大脑的复杂性。从某种程度上来说，自闭症为我们理解人类的神经多样性提供了一扇窗口。如果你是自闭症患者的亲属和朋友，你可以通过这本书更好地理解自闭症的行为和后面的可能机制，也会对诊断、干预、病程有一定的预期，并对市面上各种骗术和伪科学说法（我相信你们看见了很多！）产生一定的免疫力。如果你是自闭症的教育及科研人士，本书中列举了自闭症多样而特异的行为现象，及现象所对应的可能的神经和认知机制；我相信这些全面的论述能让你获取专业见解，同时激发你在教学和科研上的创新性工作。

目 录

致　谢　1

第一章　自闭症谱系　1

第二章　面目多变的自闭症　20

第三章　病例的迅速增加　39

第四章　作为神经发育障碍的自闭症　52

第五章　社交：问题的核心　66

第六章　从不同角度看世界　86

第七章　从理论到实践　106

译名对照表　124

参考文献　127

扩展阅读　130

致　谢

我一度以为写作这一通识读本应该易如反掌，一鼓作气。我错了！写作过程拖沓缓慢，有时还很艰难。它使我重温往昔，回顾关于自闭症的不同观点，不得不做出一些取舍抉择。它还使我意识到关于自闭症的确凿事实少之又少。于是，我选择了至今尚在进行的研究中我认为前景看好的结果。我希望精心挑选的那些研究能历经时间的考验。

既然困难重重，知识渊博的审稿人对我来说就不可或缺了。我无比荣幸地感谢他们当中的克里斯·弗里斯、弗兰切斯卡·哈佩，以及萨拉·怀特。他们给出了无价的宝贵提议，并对我的修改提供了至关重要的建议。我写了一些推测性的观点，他们也没给我泼冷水。

我还要感谢一直以来对我非常忠诚，给我提供颇具建设性的意见的评论员，亚历克斯·弗里斯和马丁·弗里斯。亚历克斯在编辑大多数章节时，细致敏感，卓有成效。挚友海德·格里夫总能给出精彩提议。我还对克里斯、弗兰基和萨拉深表感激，他们帮我决定这本自闭症读本中应该包括哪些内容，可以略过哪些。这本书属于他们。

2008年1月24日，于丹麦奥胡斯

第一章
自闭症谱系

是自闭症吗?

想象一下,有一位年轻母亲和她的宝宝,她爱他,他也漂亮可爱。但内心深处黛安娜偶尔忍不住会担忧,她的米基能否长成一个幸福的正常孩子。比方说,她如何能判断宝宝是否有自闭症呢?新闻中经常有关于自闭症的报道,每一百个孩子中就有一个患自闭症,而男孩患该病的概率是女孩的五倍。一个自闭症患儿会激起人们的诸多想象,大多是不乐观的。自闭症的早期信号是什么呢?米基哭闹较多,睡眠少,很难安抚,这些跟自闭症有关系吗?黛安娜的母亲告诉她,像他这样的宝宝很多。但她还是担心:她在房间另一头叫米基时,他并不总是掉头找她。

当黛安娜开始阅读有关自闭症的书时,她发现信息相当令人不安。她读到,有的孩子整体发育可能非常迟缓,还有的孩子直到一岁好几个月之后才出现令人担忧的迹象。可能一个孩子从不讲话,而另一个孩子其实又是个小天才。如同很多试图了解自闭症的人一样,黛安娜不仅感到迷惑,而且产生了好奇心。

自闭症之谜

1960年代，我还是个在伦敦的年轻学生，刚开始研究自闭症，也是同样地迷惑而好奇。不仅如此，我还被伦敦莫兹利医院里那些孩子深深吸引了，同时还感到十分困惑。正是在这家医院，我接受训练，将成为临床心理医生。由于对此太过着迷，我并没成为一名真正的临床心理医生，而是成了做研究的科学家。当然，着迷远远不够。那时莫兹利医院有四位从事自闭症研究的前辈：儿童精神病学家迈克尔·拉特、流行病学家洛娜·温，以及心理学家尼尔·奥康纳和贝亚特·赫尔梅林。我先前读过他们的一些论文，但那时甚至都没意识到他们也在这家医院工作。

他们的论文描述了一些设计巧妙的知觉和记忆研究实验。他们比较了那些被诊断为智力发育迟缓的儿童和刚被贴上自闭症标签的儿童，发现两个群体的差异很明显。这些差异就是研究不同心智的线索。差异不可能用智力缺陷或者动机缺乏这些泛泛的原因解释。他们能如此出色地完成实验并得出明确的结论，我深深为之折服。贝亚特·赫尔梅林和尼尔·奥康纳已经研究出那些让我深感困惑的问题的答案。例如，为什么有些看起来特别简单的任务对自闭症儿童来说是几乎不可能完成的？为什么这些孩子又能出色地完成一些在其他人看来非常难的任务？为什么一个孩子能记得许多单词却不能理解单词的意思？我现在确信，正是这些看似相悖的谜题对我施了某种咒语，敦促我去找寻答案。

四十年过去了，这个咒语力量仍很强大。有些问题已经找到答案——此即本书探讨的内容——但仍有更多问题等待解答，自闭症的谜题远未解开。

我最初就了解到，就自闭症来说，它绝非第一眼看上去的样子。一个患有自闭症的孩子对你的乐曲没有回应，并不意味着他排斥你。他不做出回应的原因要深刻得多。还有，一个孩子能记住单词和图片，并不说明他就能记住人名和面孔。最让我感到震惊的发现之一是，自闭在很多方面甚至比天生盲或聋更糟糕。自闭症儿童——除少数例外——能看见，能听见，通常视听能力还很不错。然而，盲儿和聋儿能通过特别的感官接收并回应社交信号，自闭症儿童却没有这种感官。

难以想象**没有**社交感官的人是什么样的，他们**无法**感知到其他人，包括后者的行为、反应，后者向你及向彼此发出的信号。就是这样，自闭症儿童完全意识不到这些东西的存在。但是，他们的确拥有可以帮他们学习这些信号的智力，只是学习方式不同。令人遗憾的是，他们习得的知识与我们理所当然认为的正常"感知到"的知识不一样。正如色盲者也有能力知晓并辨别颜色，但他们对颜色的体验异于常人。自闭症患者的社交体验也是这样的。

为何自闭症患者的学习是从不同的途径进行的呢？那是因为自闭症发生在生命的早期，很多了解世界的社交途径都受到了阻碍。正常发育的儿童很容易走上人类进化和文化铺就的通衢大道，但自闭症儿童必须在旁支岔道找到自己的途径，这使得他们不仅与正常儿童差异极大,而且他们个体之间差异也很大。

自闭症谱系

最初接触到自闭症儿童时,我只隐约感觉到自闭症有程度之分,可能轻微,也可能严重。当然,其实我那时见到的病例都很严重。而如今,我见到自闭症儿童时会很吃惊,因为高功能病例如此之多,轻度和中度自闭症病例如此之多,典型自闭症儿童反而成了特例。但我确信那些病例还存在,其特征也和四十年前的一样。但是,自闭症的范畴现在已不再狭窄,它拓展了很多,足以囊括类别非常宽泛的自闭疾病。现在,讨论自闭症谱系已经得到普遍接受。

谱系是什么意思?谱系背后实际上隐藏了一系列不同种类的"自闭症"。所有自闭症在出生之前都已注定,所有自闭症都会影响大脑发育。然而,不同自闭症对于大脑发育的影响程度可能相去甚远,由此产生一系列差异巨大的表现。有的家庭有充分理由为他们的孩子感到自豪,因为孩子的与众不同很可爱,往往在某些方面孩子还很有天赋。有的家庭孩子太难管教以致他们应付不来,家庭因而被毁。当然,在这两个极端中间还有很多灰色地带,大多数病例既有令人满意和令人着迷的一面,又有使人恼火和充满挑战的一面。

每一个体在许多方面都是独一无二的,但他们在一些基本偏好和特征上又是相似的。是什么把谱系内轻微和严重的两端连接在一起的呢?核心是,谱系内所有病例全都典型地缺乏参与普通交互式社交的能力。他们全都典型地存在刻板行为，并承受着一系列后果。因此无可否认的是，在千变万化的个体行为背后，存在一种共同的模式。因此，我仍会频繁使用大家熟知的术语"自闭症"和"自闭症患者"，以提醒我们谱系背后存在核心观念。

三个病例

现在我们来看三个几乎基于真实状况的病例，他们处于自闭症谱系内的不同位置。戴维患有典型自闭症。加里患有自闭症谱系障碍，表现分散且不典型，但这种复杂的病例其实相当常见。爱德华则患有典型的阿斯伯格综合征。

戴维

戴维三岁时被诊断出患有自闭症。那时他几乎不看人，不讲话，沉浸在自己的世界里。他玩蹦床一玩就是几个小时，极其擅长玩拼图。十岁时，他身体发育得很好，但情感上仍然不成熟。他长得很英俊，五官精致。家庭生活不得不围绕戴维来安排，而不是让戴维适应家庭生活。他那时极其执着于自己的喜恶，至今仍如此。在一个阶段，他只吃酸奶，拒绝吃其他所有食物。母亲常在他紧迫、反复的要求下不得不屈服，他的这种要求很容易升级为大发脾气。

戴维五岁时学会说话。他现在就读于一所专为自闭症儿童设立的学校，在学校里很开心。他的日常安排一成不变。我们很难判断戴维有多聪明。有的东西他学起来既快又好，比如他完全靠自己学会了阅读。他现在阅读非常流利,但不理解所读的内容。他还很爱做加法,但学其他技能就慢得出奇,比如在家里餐桌上吃饭或是穿衣服。戴维记忆力非常好。他可以准确模仿听到的任何声音,他唱歌很好听,音调准确。

戴维现在十二岁,仍不会自发地和其他孩子玩。他跟不熟悉的人交流起来明显有困难。跟熟悉的人交流,他完全只用自己的一套方式,不会为别人的愿望和兴趣做出让步,也不能接受别人的观点。这样一来,戴维对整个社交世界非常淡漠,继续生活在自己的世界里。

加里

加里上小学时,一位有经验的老师观察到他与其他孩子交流异常困难,在课堂上也不能完成小组作业。加里的父母把这些问题当作他个性的一部分。他看起来非常固执,喜欢连续几个小时地玩电脑游戏。他的问题越来越严重,学校建议他去咨询教育心理学家,他最终在十二岁时去了医院。心理学家解释说,他患有广泛性发育障碍,这类障碍包括自闭症、阿斯伯格综合征及其他一些罕见疾病。事实上,加里被诊断为患有"待分类的广泛性发育障碍"。这一类疾病具有自闭症特征,但不一定具有所有的必要特征。心理学家向加里父母讲述时还提到了阿斯伯格综合征,他父母立刻爱上了这个标签,因为这个标签更容易向别人解释加里的问题。

心理评估表明,加里还患有注意力缺陷障碍、运动障碍,这从他运动时的笨拙表现能明显看出来。然而，他最主要的问题在于缺乏交流技能和无法理解他人。加里上过好几所学校，每一所学校都说他很难管教且扰乱秩序。他很痛苦地抱怨说，他在学校受人欺凌。很遗憾，的确如此。加里的同学们曾努力去理解他，最终还是失败了，因为他无法区分嘲弄和批评。

加里如今已二十出头，住在家里。到目前为止，他对母亲叫他找工作的建议置若罔闻，仍把大部分时间都花在打电脑游戏上。加里常说自己想有个女朋友。有一次，他开始跟踪一个漂亮的姑娘，她去哪儿他就去哪儿，在她家门外一等就是几个小时，但是一句话都不对她说。现在，加里的家人密切关注他要做出不当社交行为的信号。在他母亲的坚持下，加里加入了一个为阿斯伯格综合征患者创建的社交技能小组，并参加每月的聚会，一次不落。

爱德华

爱德华在八岁时被诊断为患有阿斯伯格综合征。他显然非常聪明，尽管这样，老师还是为他伤透脑筋。老师说，她教不了他，只能由他自学，但他只学自己想学的东西。他一丁点也不想加入普通课堂活动，直截了当地拒绝按照固定课程来学习。爱德华的家人起初没认识到问题的严重程度，相反，他们以为爱德华是个极有天赋的孩子。在五岁时，主要通过读词典，他的词汇量就大得惊人。他很怕跟别的孩子玩，但极珍惜成人对他的关注。家人对他非常溺爱，他似乎跟他父亲有很多相同的爱好和举止。

两人都有点书生气，而且都能很固执地谈论自己的兴趣爱好。爱德华大约四岁开始搜集鸟蛋，发明了一套复杂的系统来给鸟蛋分类。

爱德华如今已二十岁，即将踏入顶尖大学读数学系。他之前上的是私立学校，老师们富有爱心，让他按自己的兴趣来。在学校里，在所有理科中他都成绩拔尖，但其他学科完全无法吸引他。他大声宣称过，文学就是浪费时间。除了参加象棋俱乐部，他从未结交过朋友。从表面上看，他缺席所有社交活动是因为嫌它们太无聊了。他跟他父亲对话就非常流畅，与世界各地的鸟类学家交流时也对答如流，但面对同龄人就有点结巴。爱德华在人群中总是很显眼，不仅因为外形高瘦，也因为他举止怪异、嗓音尖利。但是，他已开始读一些行为和体态语方面的书，希望这些书能提高他的社交技能。

爱德华在阿斯伯格综合征方面知识渊博，而且热衷于在网络论坛上参与关于阿斯伯格综合征的讨论。他知道自己比大多数"正常发育的人"聪明太多。但是爱德华也常常有焦虑的迹象，有时还抑郁，他正在看心理医生，医生会在他离家去读大学的转折阶段很细心地指导他。

自闭症谱系的三个核心特征

戴维、加里和爱德华的例子表明，自闭症的核心表现差异多么巨大，至少表面上如此。因此，医生必须有很多临床经验才能做出诊断。每个人的表现都不一样，影响因素多到难以一一列出来，至少包括年龄、家庭背景、总体能力、教育，以及儿童自身的脾气和性格。然而，它们还是有共通之处，这就是自闭症谱系的核心特征，即主要诊断标准。你能在一些网站上找到这些核心特征。在此，我们用一些病例来揭示它们的含义。

自闭症谱系障碍的第一个核心特征跟**交互式社交**有关。仅仅孤独还不够，仅仅行为表现令人尴尬也不够，仅仅在社交场合很笨拙也不够。最严重的困难表现在与同伴交际方面。在幼年，这主要指与其他孩子而不是成人交际。成人通常为了在社交场合缓解尴尬而做出更多让步。交互式交际失败的一个明显标志是，与其他儿童相处时缺乏投入。

在戴维的病例中，社交失败可能第一眼会被认为是缺乏社交兴趣，或是与其他人疏离。然而，这种疏离其实是没有能力与他人交往，严重到他从来没有请别人教过他阅读，而是靠自学。加里无法解读他人的社交信号，也完全不知道该怎样才能有女朋友，虽然他急切想有一个。爱德华可以跟欣赏他才智的人社交，但他避免与同伴社交。他努力想了解社交规则。

第二个相关的核心特征与**交流**有关。在内心深处，交流的能力取决于一条被认可为正在发生的消息。一个人必须有交流的意愿，另一个人必须有接收交流的意愿。交流不一定要通过语言，也可以通过手势或表情。如果没有伴随着发送和接收消息的信号，就不会有真正的交流。

戴维有最严重的交流问题。他学语迟，语言使用极其有限，换句话说，他想要东西时会说话，但不会用语言表达情感和想法。加里的困难更微妙些。他无法从人们的谈话方式来理解他们是

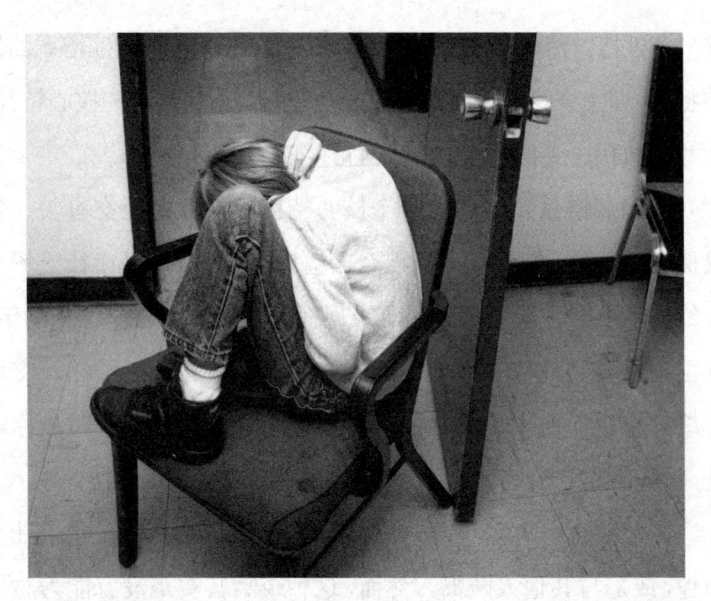

图1a　核心特征1：在自己的世界中

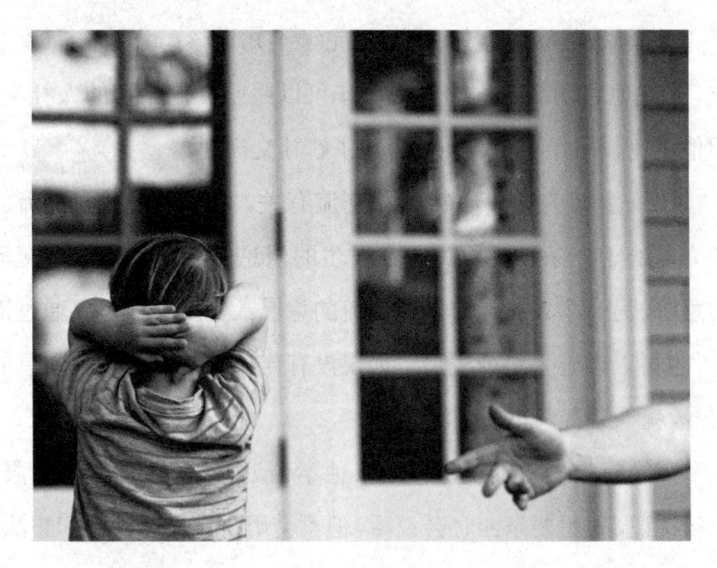

图1b　核心特征2：不能交流

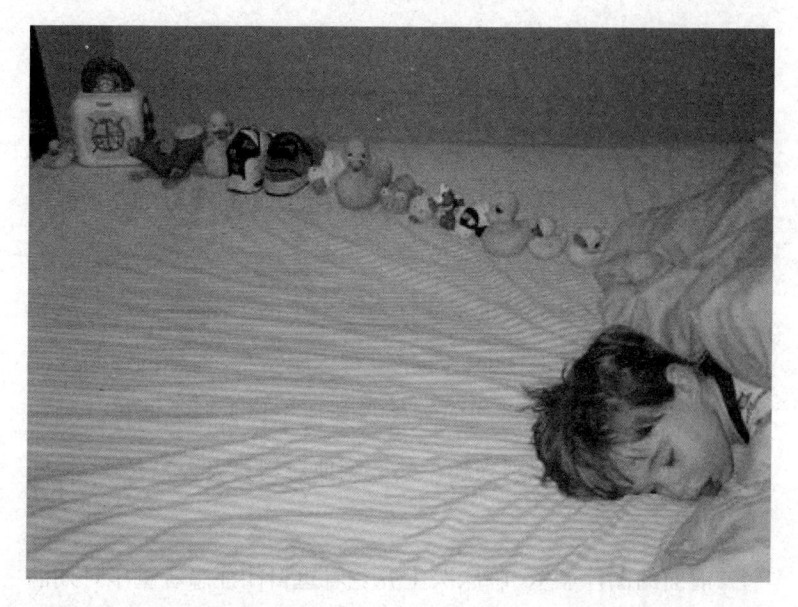

图1c 核心特征3：刻板和重复。如这幅生动的照片所示，整齐排列玩具的现象在自闭症儿童做游戏时经常可以观察到

否在开玩笑，当他试图跟别人讲话时经常觉得受到冷落。爱德华则讲话非常流利，但他并不喜欢普通人的闲谈。他自从开始系统搜集关于交流的信息，自从读了关于礼仪和体态语的书，读了关于阿斯伯格综合征的书后，参与双向交流的能力得到极大提高。

　　第三个核心特征和前两个不一样：它与**重复性活动和狭隘的兴趣**相关。这些对很多父母来说都很陌生的特征，究竟"自闭"在何处？把积木或小汽车整齐排列成小图案，这样一两次会让人觉得很可爱，但如果日复一日重复同样的行为而不去探索玩积木或小汽车的其他方法，就非常令人伤心了。这正是自闭症典型的重复和强迫性兴趣的极端特征。另一种看待重复性行为的方

· 11 ·

式是把它看作极端执拗。事实上,这是在强烈抵制改变,厌恶新奇。做同样的事,一模一样的事,看同样的视频,吃同样的食物,日复一日,这就是在自闭症儿童中发现的过度模式。这在自闭症成人身上不太引人注意,因为他们已通过学习和经历拓展了行为能力。

戴维爱玩蹦床就是重复性行为的一个例子,他对于印刷品和阅读的兴趣堪称强迫性的。加里没有这个特征,对他的诊断因此更加曲折。他对电脑游戏的兴趣与其他年轻人并无两样。爱德华先后有过一系列强烈兴趣。某一刻他对词典失去了兴趣,转向数学。

前面的图片显示,临床医生究竟看重自闭症患者童年时期的哪些重要标志或者说症状。在下一章中,我们将看到有些行为标志会如何随年龄增长而改变。

众所周知,自闭症是一种发育障碍。发育意味着改变,对自闭症来说通常意味着改善,即一种逐渐增长的能力,它能应对世界上那些令人害怕的事,那些事不能与人分享,因而不可预测。重复性和强迫性特征通常会减弱,由此对生活的冲击减小。成长中的儿童和他们的家人如果能接受良好的教育、得到有力的支持,这些改善就有可能出现。

自闭症何时开始?

这事说来话长,至今谜团仍未完全解开。自闭症的起因远在出生前。在某一刻,出现了小错误。这个错误发生在基因图谱中某处,而正是这些基因使人最终发育为一个具有极其复杂的中枢神经系统的人。这个错误非常微小,因而绝大部分基因图谱能顺利运作,因而婴儿诞生时看上去十分正常。直到出生后第二年左右这个微小错误的影响才会显现,带来重大甚至毁灭性的后果。

为什么直到那时才显现?很可能,这个时间节点对建立典型人类社交行为的基础至关重要,甚至比出生后第一年已经出现的社交兴趣更为重要。这里值得我们驻足讨论一下。一个健康的新生儿,从诞生开始,就会表现出强烈的社交兴趣标志。比如,婴儿喜欢看人脸而不是图案,喜欢看真正的脸而不是草草画出的脸,喜欢直接的目光接触而不是躲闪的眼神。婴儿喜欢听人讲话而不喜欢听嘈杂的声音;他们会转向大人,朝大人笑,对熟悉的大人做出异于对陌生人的回应,诸如此类。

婴儿是如此高度社会化的生命,这是有原因的。在长期的进化过程中,婴儿完全依赖其他人类才能生存。然而,他们早早展现出的社交天赋却是单方面的。他们哭,看,笑,咿呀学语。所有这些行为都作为有力的社交信号传递给母亲。比如说,哭会确保他们得到食物和安抚。但是,在出生后第一年末,人的社会发展似乎有一个巨变。这个改变与总体身心发展的巨变是同步的。婴儿开始学步,开始说话。神奇的事情正在发生,原先已经飞速发展但主要可能还是单方面的互动,现在提升至新的水平:真正的交互式交际开始了。自闭症的核心社交问题就在这里。

谁都可以看出,婴儿在出生后第一年,身高、体重急遽增长,但我们看不出其大脑如何发育。其实几乎所有神经细胞在出生时都已长成，飞速发育的是神经细胞间的联结。神经系统被数以百万计的连接器（突触）和连线像接通电路一样联系起来。大脑的通信高速公路正在修建。修建过程也包括去除那些不好的与不必要的联结。婴儿蹒跚学步，大脑随之重组，此时儿童与其他人类互动发生重大变化。

既然自闭症的核心是社交障碍，人们便会以为这些障碍即使在第一年也应该表现明显。值得注意的是，事实并非如此。通常说来，自闭症要到第二年才会偏离标准，而非在第一年。自闭婴儿看起来发育迟缓，不会在社交中朝着真正的联合互动做出关键性的重大改变。

什么是联合注意力？

注意力可以是一个人对另一个人的，也可以是两个人有意且同时对某个对象产生的联合注意力。它被很多人认为是真正的交互式交际的基础。虽然婴儿从出生就开始社交，但联合注意力都要等到第一年末甚至更晚才能出现。学步儿缺乏联合注意力，是值得担忧的自闭症标志。同时，这个行为如果儿童不自发表现出来，就非常难以诱导产生。联合注意力由什么组成？

一个人可以唤起另一个人的注意力，来让双方对某个对象产生共同兴趣，这种共同兴趣本身也让人愉悦。眼睛凝视可以诱导注意力，手指指向和指示对象也可以引导注意力。自闭症最早的信号之一就是儿童几乎不会通过眼神和手势来引起他人注意。相反，儿童似乎察觉不到他人的存在。其实自闭症儿童并非察觉不到,他们当然也是完全依赖他人,并依靠他人来满足自己的欲望和需求。实际上,儿童表现这种依赖的方式最为可怜,比如通过沮丧地号啕大哭,比如通过拉着他人的手去他们希望能获得他们所需之物的地方。这些显然很绝望的努力对父母来说非常奇怪,哪怕孩子只给一丁点暗示,父母也会迫不及待地去帮助孩子。这恰恰就是自闭症儿童做不到的事。他/她不会使用对任何人来说都特别简单、明显的方式来引导他人注意,比如不会寻求眼神接触,不会用简单手势吸引成人。

雪上加霜的是,人们很难意识到这些标志的缺失。有时,大脑非常健康的儿童社交技能发展也会迟缓。儿童的性情和社交兴趣千差万别,有些儿童学讲话要晚一些。米基就是这种情况。婴儿时期他没有表现出很多社交兴趣,有时被叫到名字时他似乎察觉不到。这很令人担忧。但在他两岁生日时,他清楚表现出联合注意力的信号。祖母来玩时,他举起新的泰迪熊给她看,当她假装跟泰迪熊讲话时,他乐得哈哈笑。

退化还是进步缓慢?

艾丽斯说她儿子汤姆开口讲话很早,十个月就会讲"汽车""飞机""自行车"这些词。孩子健康又快乐,十个月会走路,像任何其他学步儿一样精力无限地探索世界。他在十八个月大之前又学会了十几个词,但自那之后他似乎更多地沉浸在自己的世界里。艾丽斯渐渐意识到,汤姆自此再没讲过话。他甚至对周围环境失去了兴趣,不像其他学步儿一样有任何进步。一年后,汤姆被诊断为发育退行，患有自闭症。艾丽斯了解到，这样令人伤心的退行其实很常见，自闭症跟任何事、任何人都无关。起码30%的父母有此经历。

问题在于，如何判断的确退步和退行了？还是说仅仅在向下一阶段发育时进步缓慢？会不会是这样呢，汤姆一开始和其他孩子一样，然后别的孩子急速前进，因为他们进入了智力发展的新阶段？艾丽斯以为，她能注意到一个明显的改变，并为可能触发汤姆发生改变的事情愤怒。她无法接受的是，一个特别健康的婴儿，已经表现过足够的社交兴趣信号，竟然突然表现得像个自闭症儿童。一定是发生了什么事情：可能是患了某种未知的大脑疾病，可能是中了某种对其他人无害的物质的毒。几乎可以肯定，汤姆的情况并非如此。其实，自闭症几乎不可能是由外部因素导致的。然而，只有对自闭症大脑实际发育进程进行扎实的研究，才能消除这些难以避免的担忧。

帕特里夏的例子又不一样。她总担心哪里不对劲。她女儿西尔维娅过于好动，哭得多睡得少，很难带。她猛烈摇晃拨浪鼓，美丽的大眼睛长时间凝视窗帘上的图案。到西尔维娅一岁后，帕特里夏已经越来越明显地看出与她同龄的孩子发育已经远超过她了。西尔维娅身体发育良好，但心智似乎仍处于婴儿状态。她对特定玩具的兴趣越来越强烈，注意力很难被吸引走。她似乎从不正眼看别人。她只在需要某样东西的一刻才向别人求助。她也不看玩具娃娃和泰迪熊。别的孩子过来邀请她一起玩耍时，她转身就走。其他孩子会指着物体或书上的图片，迅速学会说出它们的名称。这些西尔维娅都不会。

帕特里夏后来说，她曾希望西尔维娅在婴儿期难带是由于肠绞痛或出牙，长大后就会好转。频繁的哭闹的确好转了，但西尔维娅睡觉仍非常困难。当西尔维娅没有对其他孩子表现出兴趣，也没学会说话时，帕特里夏终于警觉了。

艾丽斯的孩子和帕特里夏的孩子经历迥异，但后来人们发现，汤姆和西尔维娅的发育并没有多少不同。他们都从一位语言治疗师那里得到帮助，最终也都学会了说话。他们上了一所特殊学校后，智力发育也有了飞速进步。

小米基呢？不是所有孩子都同样喜欢交际，他们也不是以同等的速度发育。米基讲话的确很迟，但他后来成为一个非常和善、偶尔害羞、想象力丰富、还有点冷幽默的孩子。米基上幼儿园后，戴安娜已经可以把她担心的自闭症放到一边去了，因为她发现他跟其他孩子相处得很好，会在玩具屋玩，会把他最喜爱的泰迪熊拿去和朋友的泰迪熊一起野餐。她来接他时，他冲过来给她看当天画的画。

为什么戴安娜要白白担忧这么久，帕特里夏要等上两三年西尔维娅才确诊呢？

我们可以多早诊断出自闭症？

既然自闭症诊断是基于行为的，决定性的裁决只有事后才能做出。也许，以后可以做生物测试，在出生之前就可以做出诊断，但做这种测试看起来还遥遥无期。必须依赖行为标准意味着不得不忍受模棱两可。不同孩子*之间*的差异如此巨大，即使有经验的医生在迫于压力要过早做出分类诊断时，也会误诊。

假如孩子的社交和情绪发育似乎在恶化或者仅仅是不再进步，家长因而寻求专业帮助时会发生什么？过去，这条路通常很漫长，有时还令人伤心。如今，健康专家关于自闭障碍的知识更丰富了，也高度认识到早期干预的重要性。在理想情况下，有经验的医生会就孩子的发育细节与父母详谈，同时测试和观察孩子。很快，医生便可以提供一份特殊教育项目的预案。因此，尽早诊断非常重要。

然而，这也是个两难境地。研究者们遇到一个问题：一个孩子在二十四个月大时确诊，诊断正确的可能性有多大呢？研究者们研究了两年之后诊断被确认的可能性有多大。结果表明，大多数病例的确被确认了，但还有三分之一的病例最终被排除了自闭症。研究还表明，如果孩子大于三十个月，则诊断几乎完全正确。

很多人认为，尽管存在假警报的可能，早期诊断仍然是努力目标。有个解决方案很有意思，可以分为两个阶段实施。第一阶段，在十八个月大左右，可以对所有儿童进行筛查。第二阶段，在三十个月大左右，对那些更高风险的儿童进行全面的诊断评估。实际上，筛查工具已经开发出来了，它主要评估三个信号：一、儿童能否表现出"联合注意力"，如用手指来指物体；二、他/她是否能跟随成人的目光；三、他/她能否参与简单的假装游戏。大部分发育正常的儿童在十八个月大时已经能掌握这些技能。大多数自闭症儿童则不能。然而，很多看起来表现出这些关键行为的孩子后来患上了自闭障碍。这很可能是阿斯伯格综合征。

在下一章中，我们将考察我们现在看待自闭症的方式有哪些历史原因。我们还会考察在儿童发育为成人的过程中自闭症表现出的变化。

第二章
面目多变的自闭症

一点历史知识

一百年前，自闭症还不为人知，连名字都不存在。当然，自闭这种状况是存在的，过去几百年来的记录证据确凿。然而，详尽描述疑似病例的文献少之又少。给这种状况命名的两个人是：利奥·坎纳（1894—1981）和汉斯·阿斯伯格（1906—1980）。他们在第二次世界大战中期，即1940年代初同时给这种状况命名了。那时大多数人的注意力并不在此；确实，整个世界都在混乱中。直到1950年代末和1960年代，人类才整体从战争中恢复，就在这时，一些父母和专家开始辨认出儿童当中的自闭症。这开始于欧洲和美国，随后零星地扩散到世界其他地区。又过了三十年，大众才从媒体上听说自闭症。

自闭症的历史并没有结束。坎纳对自闭症特征的富有启发的描绘产生了非凡的影响。这些孩子长相俊美，才华横溢，但他们心神不安，有严重的学习问题。这些特征令人费解，因此具有影响力的谬见产生了，这不足为奇。谬见是这么说的：一些孩子遭到抛弃，创伤如此严重，只得从敌对的外部世界撤退。这种撤退非常彻底,以至于无可逆转,除非进行长期的心理治疗。只是,心理治疗也不能达到理想的效果。渐渐地,一些切实可行的观点传播开来,并成功提高了这些孩子和他们家人的生活质量。这些观点中最有益也最明显的就是特殊教育。

1964年,伯纳德·里姆兰德关于自闭症的书带来一股清新空气。它支持当时已被科学家在许多医学和心理学中心采用的方法。这些科学家细致地分析了自闭症儿童的认知能力,如语言、知觉和记忆。他们发现孩子们有优势、有劣势,并推翻了两种观点:一、自闭症儿童有全面的精神障碍;二、他们拥有神秘的高智力。很明显,他们两方面都有一点,这个看似自相矛盾的模式似乎是自闭症的标志。1971年,《自闭症与儿童精神分裂症杂志》首次出版,它现在更名为《自闭症与发育障碍杂志》。那时自闭症还鲜为人知,且被认为非常罕见。没有人预见到,将来人们会对此兴趣浓厚,会有连篇累牍的研究报告,以至于又创办了几份专业杂志。

不仅研究论文数量增长,病例数量也急遽上升。所有这些都跟人们对于自闭症的认识提高,以及自闭症谱系拓宽有关系。自1990年代起,阿斯伯格综合征的标签人们已经耳熟能详。阿斯伯格综合征的原型是智力极高但有社交障碍且兴趣古怪的个体。人们很快就把这类新原型和过去的疯狂天才的形象混淆起来。有种观点以不可思议的速度传播开来:我们很多人,尤其是男性,都有自闭症特征。也就是说,他们缺乏社交敏感性,有自己沉迷于其中的兴趣。自闭症谱系的边界仍在变动。在自闭障碍的各种变体和完全正常的性格差异之间,到底有没有清晰的界限呢?这是我们现在需要解答的问题之一。

循着伟大先驱的足迹

就个人而言,我在一生中亲历了这段历史的大部分。我接受了自闭症概念的变化,也注意到确诊为自闭症的儿童和成人数量迅猛增长。自鲜为人知和界限模糊始,自闭症已成为人们熟稔的话题。

我是通过迈克尔·拉特首次接触自闭症的。他教过我及好几届学生关于正常和异常发育的基本问题。他的观点塑造了自闭症的概念,传播了对自闭症的认识。拉特对自闭症研究的贡献广泛而突出,影响深远。其中两项贡献尤为值得一提:他设计了现在全世界广泛使用的诊断评估工具;他还对自闭症基因开展了早期研究。

洛娜·温是我的另一位导师。她有一个自闭症女儿,对自闭症有最深入的了解。我对她的经历以及她当时关于自闭症的极具革命性的理念再了解不过。通过对各类残障儿童的研究,她发现了涉及自闭障碍整个谱系的三项致命缺陷——社交、交流和想象力的"三合一"缺陷。与此同时,她意识到,社交缺陷有不同变体——疏离型、被动型和古怪型。她还是阿斯伯格综合征的第一批研究者之一。

贝亚特·赫尔梅林(1919—2006)和尼尔·奥康纳(1918—1997)的实验性研究是我将在本书中介绍的心理学研究的基础。

他们的终极目标是把行为与大脑联系起来,因此他们改进了神经心理学的方法来研究儿童。他们设计了一种方法来研究认知能力,如语言、知觉和记忆方面的缺陷。他们的创新之一是把实验组和另一组儿童"配对",在一项测试中他们表现相同,然后来对比另一项测试的结果。他们意识到,只有当你期望孩子们表现相似时,所发现的不同之处才有意思。比如,他们发现,记忆零散词语跟其他儿童一样好的自闭症儿童,记忆完整的句子要差得多。这为解开他们的心智之谜提供了重要线索。

除这些专业导师外,我一直以来也从很多自闭症儿童的父母们那里获益良多。最早读到的自传式叙述来自克拉拉·克莱本·帕克,我从中极受启发。在自闭症历史上,父母才是真正的英雄。他们努力争取服务和提升研究水平,改善了孩子们的处境。我私以为的英雄是一个天赋极高的自闭症男童的母亲——玛格丽特·杜威。我和她通信长达数十年。她慷慨地向我倾诉儿子杰克生活中的困难和成功之处。她的事例、疑问和批判不断地助我澄清观念。

在1960年代和1970年代,人们对自闭症的意识还很弱。正是一小群父母在美国和英国的全国协会上露面,才大大增强了人们的意识。在伦敦,这些父母还帮助建立起第一所为自闭症儿童提供特殊教育的学校。校长是一位天才老师,名叫西比尔·埃尔加。她仔细观察每一个孩子能学些什么,再给出简单、清晰的指导,加上视觉辅助,并鼓励孩子进行体育锻炼。我常去这所学校,也许它最出色的地方在于宁静的环境和高度结构化且坚定的教学方式,老师们又极富爱心。

学校里的孩子也是先驱。他们表现出的细节与坎纳和阿斯伯格描述的病例极为相似。很多孩子不讲话,但会重复周围大人说的一些单词或短语。所有孩子测出的智商都很低,但同时他们很多人又表现出非凡的天赋。有个女孩唱歌嗓音甜美。有个男孩能画出令人赞叹的画作。还有个孩子不会讲话,但对质数的认识让人惊叹。所有孩子似乎都从体育活动中获益,所有孩子都参加音乐表演。然而也很明显,这些孩子终身需要别人的帮助。

紧迫的实际问题:能为孩子们做些什么?

那时,人们实际上不知道自闭症儿童长大后会怎样。现在我们知道,自闭症儿童会成长为自闭症成人。他们仍然需要一个强有力的结构和安宁的环境。为有自闭症和智力发育迟缓问题的儿童(其行为往往极为让人头痛)开发出适当的教育才是当务之急。1960年代,人们初步尝试了一些非常有争议的理念,如今人们对这些理念已经习以为常。它们基于学习理论的科学原则,被称作行为疗法和行为矫正。简而言之,期望的行为得到奖励,不得当的行为受到忽视,奖励收回。如果这样的管理规则被系统地采用,期望的行为会增多,不得当的行为会减少。人们用这些方法成功解决了一些让人头痛的问题,如不停撞头自残,使得这些方法为人们接受,甚至大受欢迎。

伊瓦尔·洛瓦斯在加利福尼亚州发起了一场运动,运动中使用的方法逐渐演变为现在为人们所知的ABA疗法,即应用行为分析疗法（Applied Behavioural Analysis）。典型的 ABA 疗法使用强化一对一训练课程。但是不那么强化的疗法似乎同样成功，与那些强调和儿童进行温暖的情感接触的疗法效果差不多。所有这些疗法都能带来令人惊奇的变化。即使当时的效果微乎其微，行为也能明显得到加强。例如，有父母跟我描述他们年幼的儿子如何在六周的课程里逐渐学会说话。起初他仅能轻轻吹气，然后吹气力度增强，能吹灭蜡烛。很快他就能轻声发出几个音。最终他实现突破，发出了一个音节，后来又说出了一个单词。对父母来说，这简直是奇迹，而这已经在很多孩子身上实现了。

还有一些其他疗法，目的是实施补偿和应对策略，而不是塑造和改变行为。在北卡罗来纳州，埃里克·舍普勒（1927—2006）开办了一所中心，来评估和改善伴随自闭症和严重学习障碍的行为困难。他的疗法强调高度结构化的时间表，用具体而又富有想象力的方式使用图片。这被称为 TEACCH 教学法，即结构化教学法（Treatment and Education of Autistic and Communication Handicapped Children），现已传遍世界。你能看见，在几乎所有的自闭症儿童学校里，以及在为自闭症成人开办的中心里，他们都使用典型的视觉辅助工具，在清晰的时间表上列出一系列的活动。儿童或成人知道他们随时可以核对自己的时间表，知道自己处在当天进程中的何处，也知道接下来该做什么。这有显著的强化效果，可以作为重要辅助措施来组织工作和娱乐。实际上，不同的技术是齐头并进的，它们既改变行为也适应无法改变的行为。

自闭症的多面性

人们一度以为，自闭症总是跟学习障碍，或者精神障碍联系在一起，而这两种障碍总暗示大脑存在导致低智力的病理性改变。近来的研究已改变了这一看法。现在自闭症谱系完全包括了那些即使用标准智力测试来评估也没有智力缺陷的病例。目前确诊的自闭症病例中，低智力大约占50%，另外50%则拥有平均甚至高水平的智力。

学习困难合并自闭症

严重的智力障碍是由严重的大脑异常导致的，而这几乎肯定也会限制情感和社交能力。这是总体影响。然而，大脑异常也有一些特定影响。从自闭症可以看出特定影响。这里情感和社交能力完全失常，也远低于其他认知能力。戴维的情况就是很好的例子。然而，如果所有能力都偏低，就几乎不可能有一种能力显得特别低了。

非常神奇的是，不是所有有普遍学习障碍或者精神障碍的儿童都有社交困难。在有些病例，尤其是威廉姆斯综合征中，社交兴趣和能力远远**优于**其他能力。你能感觉到互动。这些孩子会发起社交接触，也试图让你参与其中。患有威廉姆斯综合征的个体，即使幼儿，也会凝视他人，会发自心底地与他人互动，还会争取、保持和引导他人的兴趣。唐氏综合征患儿也是如此。很明显，这些疾病各有其独特的优势和缺陷，跟自闭症不同。

自闭症合并智力障碍的儿童是什么样的？他们仍然是难解之谜，给家长和老师带来很多挑战。他们通常开口讲话很晚，甚至从不说话。他们常常看起来被困在重复性行为中，比如来回摇晃，也被困在极难打破的程式中。他们更有可能患有其他神经疾病，特别是癫痫。他们也可能长得不太好看，还可能表现出非常不讨喜的行为。家长和老师的应对办法已用到极致。这些孩子长大后仍然极难照顾。令人难过的是，人们讨论自闭症时往往会忽略他们。大多数人想到的自闭症都是高功能的，而不是低功能的病例。然而这才是自闭症最棘手的那一面。亟须开展研究来探寻这些个体的大脑究竟出了什么问题，以及如何改善他们的生活状况。

之所以创造高功能自闭症这个术语，是为了把它与过去人们更熟悉的病例，即缄默孤僻的儿童区分开来。高功能的儿童很可能实现补偿性学习。他们的智力资源使他们能发展出替代手段来学习社交技能。他们可以仔细观察社交规则，但仍不会融入复杂的社交世界。只要教学方式充分考虑到他们特殊的优势和兴趣，他们就能做到学习成绩突出。然而，他们的自闭症所具有的核心特征并不一定表现得更温和。高智力水平使他们能取得突出的职业成就，但很遗憾不会提高他们独立生活的能力。很多高功能患者在艰难地应对日常生活的简单需求。

典型自闭症

坎纳首次提出自闭症时，他所描绘的其实是现在自闭症谱系中的一小类儿童。然而他发现了每个医生都能辨认的一整套标志和症状。这些孩子显得非常疏离。如果会讲话，他们多半使用刻板习得的短语和词汇。他们不仅表现出简单的重复性运动，比如拍手、来回摇晃，还会表现出更复杂、详细的刻板行为。他们自己开发出复杂的机械程式，然后忠实地一再重复。他们的特殊才能更令人惊叹，比如拥有超乎寻常的记忆力。

这类典型自闭症儿童的一个重要特征就是他们是儿童——坎纳提到这一点时，人们对于这类人的成年生活几乎一无所知。这样的儿童是个类象符号，是美丽而遥远的儿童。人们对他们的高智力印象深刻，因为普通儿童达不到这样的智力水平。但可惜这只是个幻象而已。自闭症儿童长大，幻象逐渐消失。

自闭症儿童长大了

儿童发育会有很多惊喜。一个孩子可能长大就没问题了；一个发育迟缓的孩子可能会追赶上来。但更可能的情形是，有问题的孩子会成长为有问题的成人。儿童期的发育迟缓结果通常是终身的学习障碍。

首映于1989年的电影《雨人》，在提高公众对自闭症的意识上产生了巨大的影响。达斯汀·霍夫曼饰演的主人公就是个自闭症患者，结合了数位真实的原型。他的很多特征是基于金·皮克的，皮克因超常的记忆力而出名，被称为"人工谷歌"。这是自闭症成人第一次成为关注焦点。在此之前，只有专攻儿童研究方面的专家，即儿童精神病学家、儿童心理学家、语言治疗师及特殊教育者，这些人当中的一小部分知道这种疾病并能诊断出来。主要接触成人的那些神经学家、精神病学家和心理学家对这种状况仍然一无所知。过了一段时间，人们才惊恐地意识到，精神疾病和精神障碍治疗机构中的很多成人可能是患了自闭症。

达斯汀·霍夫曼在有条不紊为电影做准备的过程中，近距离观察自闭症成人的真实状态，并模仿他们。他饰演的自闭症患者既古怪又可爱。他看起来有精神障碍，行为也是如此，但拥有令人称奇的本领。他极其天真，对由汤姆·克鲁斯饰演的狡猾弟弟的欺瞒诈骗一无所知。然而，他能够读一遍便记住电话簿上所有的地址，也能用他神奇的记忆力在拉斯维加斯赢得牌局。最让人觉得可爱的是，主人公完全不自知。他不知道自己的能力有多神奇，不会考虑他的刻板行为方式会给别人带来怎样的尴尬和困难，且毫不怀疑地全盘接受别人对他的刁难。这是自闭症患者的全新形象，首次进入公众视野便迅速赢得同情。

雨人是一位自闭症大使。但并非所有自闭症谱系障碍患者都是拥有非凡能力的可爱怪人。甚至可以说，远远不是。很多人非常难以相处，很多人还有其他问题。要说明的是，只有10%的自闭症谱系障碍患者天赋极高，令人震撼。当陌生人以为他们之中有不少天才时，另外那90%的家庭自然非常恼怒。然而，也必须指出，在这90%的人里面，很多人也有异乎寻常的杰出才能，虽然这些才能达不到令人震撼的程度。

众多的自传式描述给我们提供了自闭症谱系障碍患者成长的真实景象。它们对自闭症青少年有什么描述？在很多方面，他

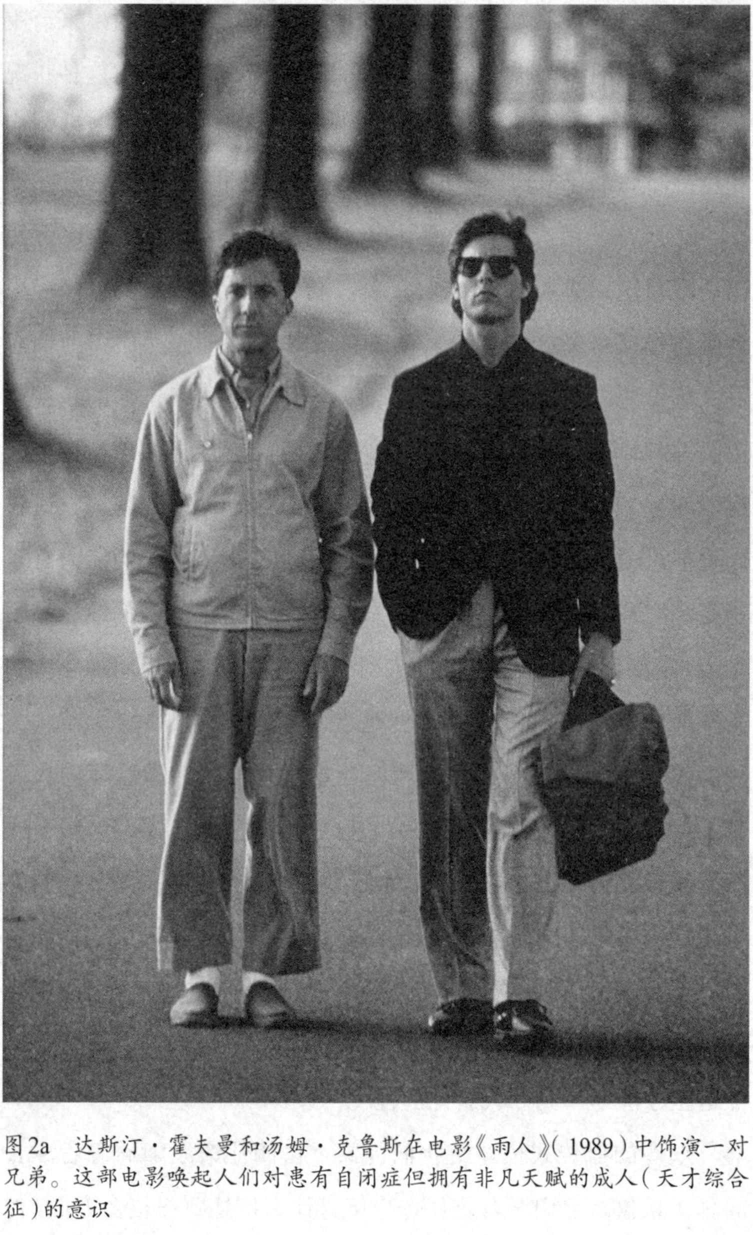

图2a 达斯汀·霍夫曼和汤姆·克鲁斯在电影《雨人》(1989)中饰演一对兄弟。这部电影唤起人们对患有自闭症但拥有非凡天赋的成人(天才综合征)的意识

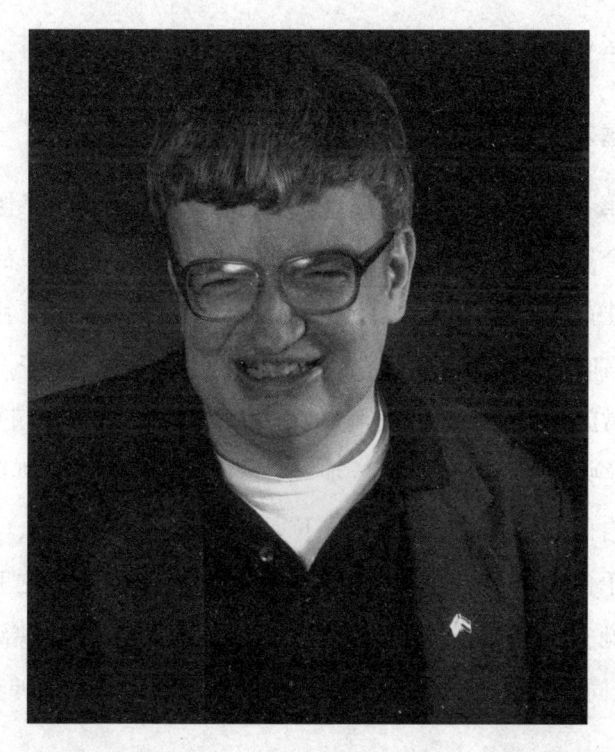

图2b　金·皮克给达斯汀·霍夫曼刻画"雨人"的形象提供了灵感。皮克能一小时读完一本书，一字不差地记住整本书。他被称为"人工谷歌"

们甚至意识不到成为青少年意味着什么。他们并不执着地坚持要跟同伴看起来一样，要跟同伴穿戴一样的衣服和饰品。自闭症青少年保留了很多在其他人看来太幼稚的特征。然而他们也有正常的性冲动。有些人会隐约意识到他们与众不同。他们与同伴相比特立独行。有可能他们根本不在乎自己在旁人心目中的形象，而这可能正是他们看起来更不正常的原因。现在你注意到他们步态笨拙，面无表情。当然，这令人难过，但对他们有帮助，因为这对其他人来说是他们有问题的明显标志。

越来越适应

第一手资料让我们窥见令人着迷的自闭症世界。在像杰西卡·金斯利这样的专业出版公司的书目，以及在网络上，都能找到越来越多的资料。这些资料显示很多困难能被克服。补偿性学习有时能带来非常成功的生活，有时还包括婚姻和孩子。这一点非常鼓舞人心，因为社交洞察力的根本问题从来不会真正消失。根据这些作者的说法，他们必须一直不断地与这些问题做斗争。

自闭症作者中最著名的一位是坦普尔·格兰丁，她写了很多关于自己生平的书，回顾了自己五十多年里的经历。这里摘录一段她《图像思维》（*Thinking in Pictures*，温蒂奇出版社增补版，2006，同时发布于坦普尔·格兰丁的网站，很容易用谷歌搜到）里的话：

> 丰富的知识让我表现得更正常。很多人评价说，我比十年前表现得更不像自闭症患者了……我的思维运作起来就像谷歌搜索引擎一样，只能搜索图片。我大脑里的因特网存储的图片越多，我就有越多的关于在新环境中该如何表现的模板。

这段自我评价与一个自闭症谱系障碍患者最近跟我讲的话意思一致："现在在越来越多的场合，我只需要识别而不需要思考了。"

我们所知当中一条大鸿沟就是我们对自闭症老人的情况知之甚少。他们的寿命是否和别人一样长？不管是否患有自闭症，智力缺陷人士通常寿命偏短，但原因可能是各种各样的。令人难过的是，原因之一是他们可能不会告诉别人他们身上原本可以解决的健康问题。并且，他们的重复性行为可能对身体有害，比如说饮水过量。另外，当他们老去，他们的生活变得更重复，更刻板。很多老人会见到他们的伴侣和朋友先离世，不得不习惯孤独，这本身对我们大多数人来说就难以适应。但如果你从来没有朋友，会不会反而容易点呢？

阿斯伯格综合征

阿斯伯格综合征已为人熟知，我们应该格外关注它。它可以被看作自闭症的一种，两者有相似的生物学原因，对大脑和心智的发育有类似的影响，但在行为表现上两者却不太一样。起码这是我们目前所认为的。

阿斯伯格综合征通常被看作轻症自闭症。但这种说法很有欺骗性。它可能是比较单纯的自闭症，只是大量学习和补偿措施掩盖了核心问题。说"补偿措施"和"掩盖"，是有道理的。阿斯伯格综合征通常伴随高智力。另外，阿斯伯格综合征患者写的书讲述了他们遇到的困难，以及他们如何应对困难。这些困难让人很容易联想到自闭症患者遇到的困难。

阿斯伯格综合征最奇特的地方也许在于，它通常在八岁甚至更晚，有时甚至到成年才能确诊。这很奇怪，因为它是一种发育障碍。它并非突发性的，而是一直存在，对这一点家人和被他们折磨的人一致表示赞同。

人们还需要进一步开展研究来揭示阿斯伯格综合征的早期症状。相比自闭症，它的语言发展并不滞后，相反通常还会领先。爱德华就是一个例子。进一步说，典型自闭症意味着疏离，而阿斯伯格综合征人士未必如此。他们往往对其他人兴趣浓厚。阿斯伯格综合征儿童往往把成人当作他们自言自语的宝贵聆听者，当作所有问题的答案，当作有用信息的提供者。

自闭症和阿斯伯格综合征最显著的差异在于，阿斯伯格综合征的儿童表现出极高的语言智力。这恰恰是父母骄傲和开心的源泉，但很有可能使他们忽视孩子缺乏真正的交互式社交行为。爱德华可以再次作为一个例子。从加里的例子来看，这个标签有时也会贴在那些有轻度智力缺陷但社交障碍明显的人身上。在这里，其实阿斯伯格综合征是指一种非典型自闭症。

这跟汉斯·阿斯伯格有什么关系？汉斯·阿斯伯格强调过，自闭障碍可能有不同的程度和类型，包括一些症状轻微的类型，包括那些高智力的类型。他是首批不仅在儿童身上，也在成人身上辨认并描述自闭症的人之一。他把他的病例标记为"自闭精神变态者"，暗示这种情形并非疾病，而是一个人自身性格的一部分。阿斯伯格本人并没有定义我们今天所称的阿斯伯格综合征。然而，以他之名来命名这种综合征似乎是合适的。

为何阿斯伯格综合征能有今天这样牢固的地位？原因很多，最重要的一点可能是，需要拓宽最初概念狭窄的典型自闭症。在

1980年代，很多医生开始使用阿斯伯格综合征这个标签。伦敦的洛娜·温用这个词来吸引人们关注一个事实，即有些自闭障碍患者可能语言能力非常好，甚至也有社交兴趣。哥德堡的克里斯托弗·伊尔贝里还拟定了诊断标准，以描述这一特殊的人群。这使得其他中心的医生也能辨认出类似的病例。如今普遍用于阿斯伯格综合征的标准，跟过去被认为适用于其余的或非典型的自闭症的标准十分类似。它们与自闭症诊断标准几乎在每个方面都一样。非常重要的是，语言不仅没有滞后，通常还是特别的认知优势。

很多医生采用阿斯伯格综合征这个标签，表明确实需要单列出来。他们遇到很多符合标准的人。这些儿童和成人总体上并没受到严重影响，很有希望预后良好。很多父母热切希望自己的孩子被诊断为阿斯伯格综合征而不是自闭症，这并不奇怪。这个标签不可避免地受到大家欢迎。

无论是否适宜，阿斯伯格综合征都像块磁铁，吸引着越来越多的病例。吸引力之一是它已成为跟天才有关的标志。所以毫不奇怪，被诊断为阿斯伯格综合征，意味着比自闭症更有意思，且困难可能更容易克服。然而这种看法并不正确。它的困难同任何其他自闭障碍一样顽固。尽管如此，阿斯伯格综合征在大众的想象当中地位特别。

从马克·哈登的书《深夜小狗神秘事件》[①]中可以看到对

[①] 此书中文版已于2011年由南海出版公司出版。——译注

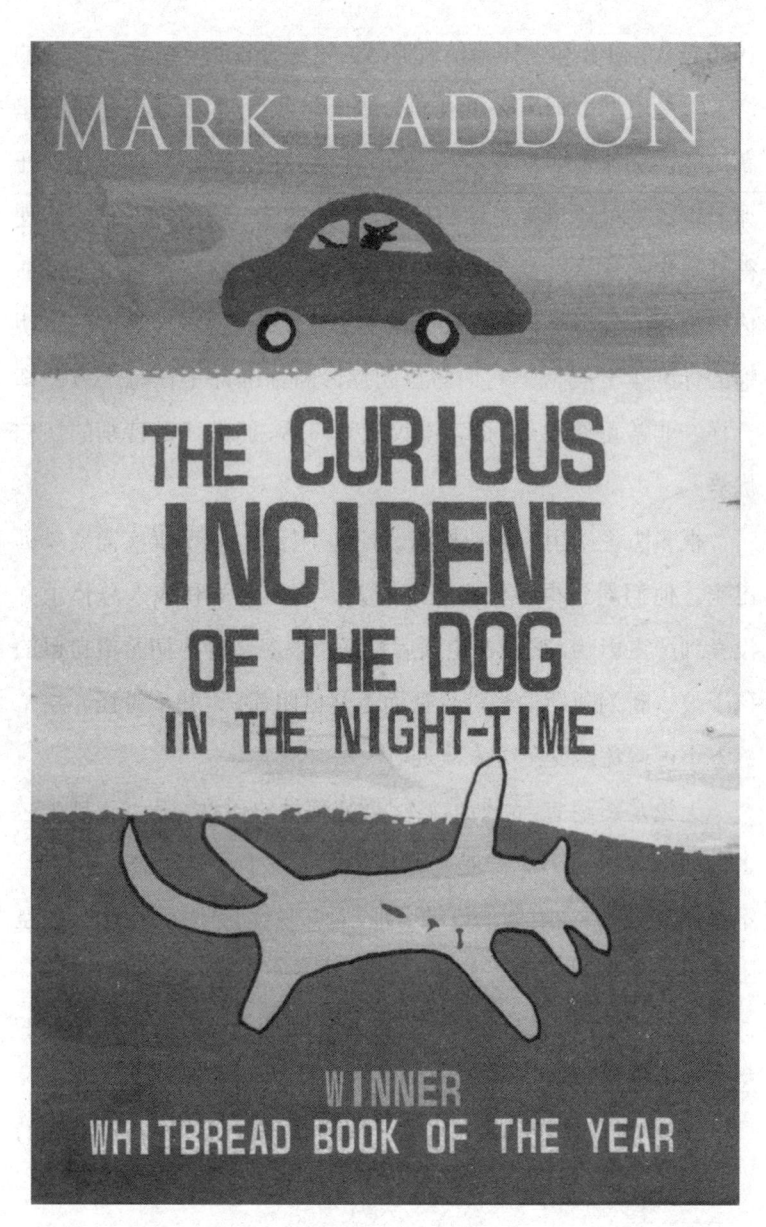

图3 《深夜小狗神秘事件》英文原版的封面

一名患有阿斯伯格综合征的小男孩的形象描绘。这本书已卖出200万册，被翻译为36种语言。它毫无疑问提高了人们对阿斯伯格综合征的意识。此书第二章开头简明扼要地描写道："我的名字叫克里斯托弗·约翰·弗朗西斯·布恩。我知道世界上所有国家和它们的首都，也记得7 507以内的所有质数。"

我们立刻了解了男孩的特殊兴趣和他非凡的记忆力。他声称跟夏洛克·福尔摩斯有血缘关系，因为福尔摩斯也极为善于分析，并且他可能也属于自闭症谱系。

故事中很多细节很可能取材自真实生活，因而提供的生动例子说明了阿斯伯格综合征患者的典型特征。比如，故事的叙述者克里斯[①]说，他发现自己不能理解别人，他从不说谎，他不喜欢小说是因为小说都是谎言。他不能理解礼貌用语有什么用。所以他会说"我们学校里其他所有小孩都是笨蛋。我也不想称呼他们为笨蛋，即使他们确实太笨了。我的意思是，他们有学习困难或者他们有特殊需求"。

自闭症历史上的又一阶段

尽管已广为人知，阿斯伯格综合征的标签还是有问题的。我们很难预测阿斯伯格综合征最终能否从自闭症中独立出来，在发育障碍当中另立类别。它的确是自闭症的一种且有相同的致病基因吗？还是说，它仅仅是一种人格类型而不是障碍？

---

① 克里斯托弗的昵称。——编注

现在很多人自我诊断患有阿斯伯格综合征,这些人常自称亚皮士(Apies),自认为不同于神经正常人士(neurotypicals)。他们不需要医生的关注,完全适应日常生活,已为他们的特别兴趣和特殊技能闯出一片小天地。这些人声称,阿斯伯格综合征不是疾病也就不足为奇。对他们来说它仅仅是差异,而且是引以为豪的差异。

更有甚者,有人说对整个自闭症谱系来说,讨论大脑异常是错误的,关注心智缺陷是错误的,强调行为障碍是错误的。相反,只应该谈论大脑和智力结构的差异,这些差异中的一部分代表了自闭症心智。这真是奇谈怪论,对那些熟悉典型自闭症和其他严重自闭症病例,并了解伴随自闭症的痛苦的人来说,这种想法有悖常理。您可以坚持己见,但本书也就不适合您了。

第三章

病例的迅速增加

会有越来越多的人患上自闭症谱系障碍吗？

黛安娜担心米基宝宝时，令她恐慌的一个原因是，她觉得到处充斥着自闭症病例迅速增加的报道。人们像对待瘟疫一般谈之色变。

可以明确的事实是，美国自闭症协会的网站表明，自1990年代以来被确诊为自闭症的病例已增长了172%。其实有记录的病例迅速增加是不可能避免的，想想人们认识自闭症才不过七十年，自闭症为世人熟知才不过二十年而已。显然，现在被诊断为自闭症的儿童和成人过去不会被认为是自闭症。与人们对自闭症意识的提升相伴的，是越来越多的病例被发现。早先很多自闭症病例可能只被列为精神障碍。

加利福尼亚州的一项研究揭示了这种变化的程度。图4中精神障碍病例的减少正好对应自闭症的增加。你甚至忍不住要说，变化仅仅是因为重新贴了标签。但其实也有其他影响因素在起作用。

其中一个因素是诊断标准放宽了，因此包括了很多轻度自闭

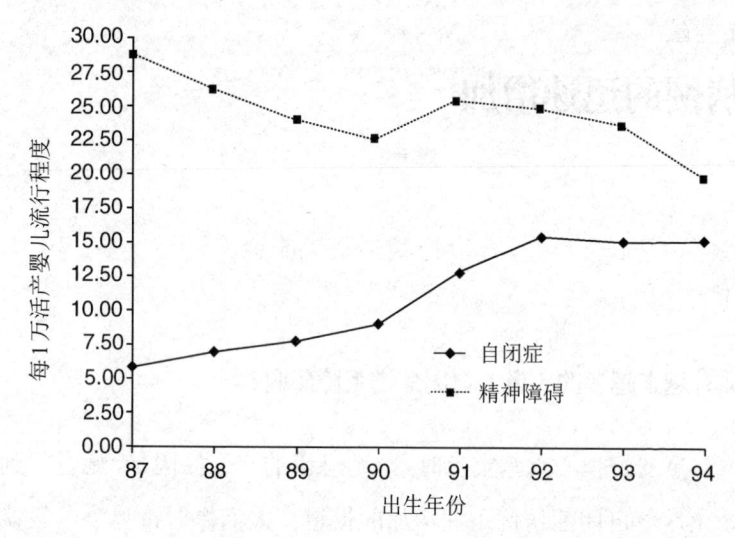

图4 加利福尼亚州诊断为自闭症的病例增加与诊断为精神障碍的病例减少

症病例，以及正常智力和高智力的病例。而这些病例以前根本不会被诊断为自闭症。就算受到别人注意，他们也只是被视为比较古怪或特立独行的人。这一增长在图5中可见，同样基于加利福尼亚州的那项研究。

放宽标准

最初提出自闭症有多常见的问题时，人们只用非常狭窄的标准来辨识最典型的病例。这些标准包括社交的疏离、复杂的仪式，以及对一成不变的坚持。后来人们发现这些标准太过严格。它们仅适用于自闭症谱系障碍儿童中的一小群，而且只在他们发育的一个特定阶段——多数在三岁到五岁之间——才能观察到。孤僻

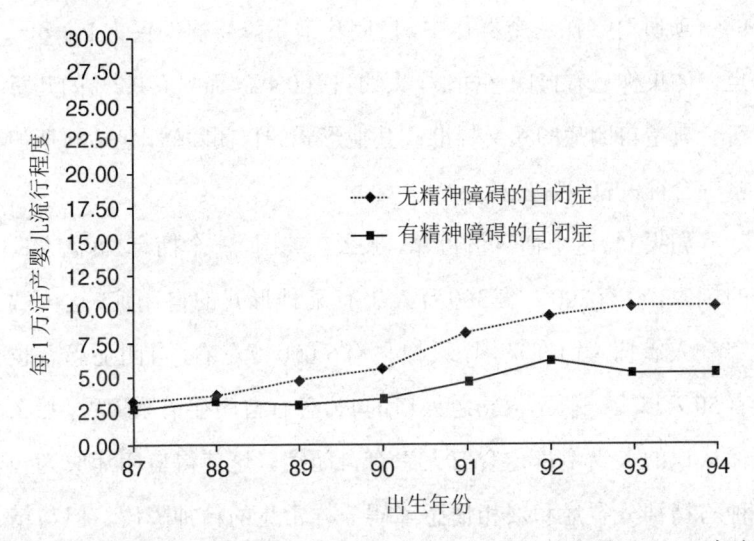

图 5 在加利福尼亚州被确诊为自闭症的人当中,无精神障碍的病例比有精神障碍的病例增长更快

的孩子长大后往往会变得有社交兴趣,相反的情况也有。同样,复杂的仪式和对一成不变的坚持随时间的流逝也可能增强或消退。

当在自闭障碍的研究进程中行为改变变得明显,当意识到个体差异的程度时,狭义的特定标准就被抛弃了。标准放宽至现在所知的自闭症谱系。谱系包括相当典型的病例,也包括相当非典型的病例。成人和儿童都能被识别出来,智力水平各异的人也能被识别出来。另外,还有轻微的病例和严重的病例。所有这些加在一起,病例就越来越多。

现在有多少自闭症?

至今最可靠的信息来自英国对5.7万名九岁到十岁儿童进行

的一项研究。在这个群体中，自闭症谱系障碍病例仅占1%多一点。如果你只看自闭症病例，大约只有0.4%，而只有0.2%的儿童符合典型自闭症的狭义标准。其他形式的自闭障碍，包括阿斯伯格综合征，占0.7%左右。

如果1%这个估算值可靠，那么在美国，一个拥有2.8亿人口的国家，会有200万到300万人患有某种形式的自闭症，这一数字令人震惊。而在英国，人口只有6 000万左右，自闭症患者也有50万以上。假定大约总人口的1%患有自闭症谱系障碍，那么你认识的人当中肯定会有人患有自闭症。这使得自闭症成为一种与精神分裂症和双相情感障碍一样常见的精神障碍。但与精神分裂症和双相情感障碍不一样，自闭症发生在童年早期并持续终身。

万一"真的"增长了呢——原因是什么？

以上数据令人不寒而栗。半个世纪前还没有什么人对自闭症有认识。仅有最典型形式的自闭症能被诊断出来，所有人都相信这是一种很罕见的障碍。而现在，典型自闭症的病例已是那时估测的五倍之多。这是引起恐慌的原因吗？并不一定。事实正好相反，如果我们认为这种增长是由于人们认识提高了的话。即使典型病例，曾经也会被漏诊。不管怎样，那时大多数专家对儿童自闭症一无所知，那时为精神障碍患者设立的机构也接收了相当大数量的病例，现在我们知道那就是自闭症。1960年代，我在特殊医院里就亲眼见过这样的孩子。如今诊断中心遍布各地，也有更多为确诊为自闭症的孩子开办的服务机构。所有这些因素都对病例剧增产生了影响。

以上就是全部原因了吗？我们怎么能确定呢？对自闭症的认识是逐步提高的。因此，我们以为病例的增长也是渐进的。我们还会以为，到目前为止应该已经稳定下来了。

实际上增长的确是渐进的，最近也的确稳定下来了。然而，如果因此感到自满、得意，那就错了。家长们想要知道导致近年来自闭症谱系障碍病例飞速增长的**所有**原因。毕竟可能还有新的原因，比如，到目前为止还未知的毒素或病毒可能从出生之前就已经影响了大脑发育。若果真如此，找出原因就至关重要。

自闭症极不可能是由出生之后的不利环境因素导致的。我们从下一章中可以看到，远在出生之前就可以探测到自闭症大脑中神经细胞的异常。然而，这与很多家长的个人经验并不相符。别忘了这一点：很多家长称，他们的孩子在婴儿期看起来完全正常，在孩子令人费解地发生变化之前，他们没有任何理由为此担心。这种情况有时发生在孩子出生后第二年：他们不再说已经学会的语言，且对其他人完全丧失兴趣。

可怕的故事

在出生后第二年发生什么不同寻常，甚至可能造成创伤的事件会导致这个问题？注射疫苗！疫苗一直是引人怀疑的东西。疫苗的特性就是攻击儿童弱小的身体。为了预防疾病，疫苗激发某种疾病的轻型。症状很短暂，几乎所有健康儿童都会很快摆脱

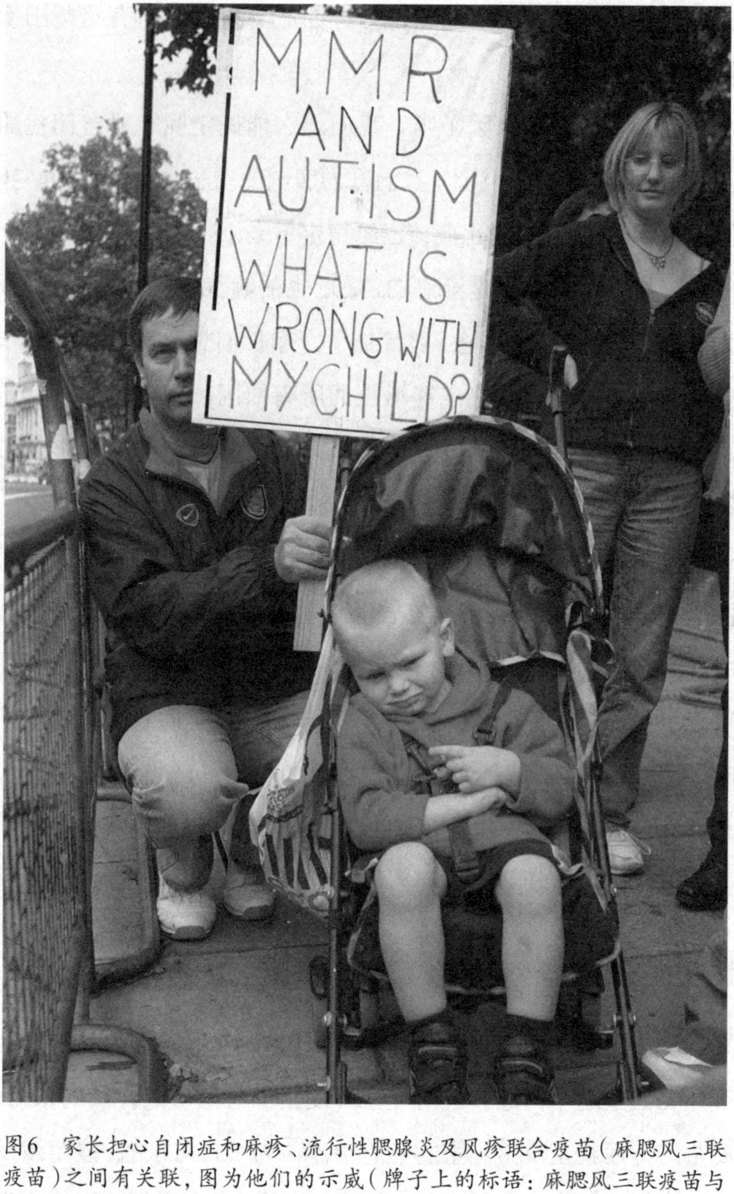

图6 家长担心自闭症和麻疹、流行性腮腺炎及风疹联合疫苗（麻腮风三联疫苗）之间有关联，图为他们的示威（牌子上的标语：麻腮风三联疫苗与自闭症：我的孩子怎么了？）

这些症状。但在极少见的情况下也会出差错，很大的差错，结果甚至会造成大脑损伤。现在如果注射联合疫苗，风险是不是会更大呢？恰好，近来引入了这样的联合疫苗。在很多国家，医疗政策用**一次**疫苗注射来保护大众免于感染三种致命疾病——麻疹、流行性腮腺炎及风疹，此即麻腮风三联疫苗。

这种三联疫苗可能跟自闭症增长有关吗？这个推论清晰、合理，绝对值得探讨。其实世界范围内已有相当数量的研究在大力探讨了。这些研究几乎一致地得出完全否定的答案。一项又一项的研究表明，自闭症的增长远在三联疫苗引入之前就开始了。疫苗的引入并未伴随自闭症病例的急剧增长。最关键的证据是：日本在停用麻腮风三联疫苗后，自闭症谱系障碍病例并未停止增长。简而言之，这种疫苗不应为自闭症病例增长负责。

专家仔细分析了个体病例的医疗记录，发现在很多记录中，父母在注射疫苗之前就担心孩子发育有问题。尽管媒体已报道了否定的研究结果，但仍然会涌现出其他疑问和反对观点。实际上，大众对疫苗的担心仍未消除。一方面，政府和大型制药公司压制了真相，推卸了责任？面对大公司的有力辩护，个人的声音有没有机会得到倾听？另一方面，律师会不会处心积虑地利用怀疑去索要补偿？掩盖真相和贪婪都有先例。既然公众言之凿凿的事出过丑闻，政治家们态度模棱两可就不难理解了，到底站在科学家的一边还是家长的压力团体的一边，他们也很头痛。

但让人担忧的不只是三联疫苗。硫柳汞是汞的一种化合物，自1930年代以来，一直被用作保存疫苗和其他药物的高效防腐剂，1999年后被淘汰。汞是重金属，大脑易受重金属污染而中毒，似乎它也有可能导致自闭症。这又是一个值得探究的观点。美国和日本，尤其是日本的科学家对此非常重视，而日本刚发生过由金属污染造成的严重环境灾难。通过比较在汞中暴露过的孩子和没有暴露过的孩子，研究者能够把汞中毒排除在自闭症成因之外。并且在加州，疫苗保存不使用硫柳汞后，自闭症病例仍持续增加。然而，这种想法仍挥之不去，很多网站专注于这个事例，包括那些提供去除体内重金属残留治疗的网站，而这些去除方法本身就是有害的。

正如三联疫苗的例子一样，有些人太执着于有关硫柳汞的说法，顽固而不肯变通。他们看不到驳斥这些说法的相关科学研究。这也表明，其他未知的恐慌任何时候都可能开始，让这些抗议者终身为之呼号。

当然，关于可能导致自闭症的环境因素，人们可能会有更多想法。但一方面，这些想法需要用基础研究来确认，而基础研究尚未抛出一个可信的候选因素。另一方面，关于可能致病的因素的那些不切实际的想法尚未得到基础研究确认，它们或许会浪费非常多的时间和精力。

数量增加的更多原因

这里我们简要看一下自闭症谱系障碍的边界，这些边界现在常常模糊不清。

戴安娜所就职的实验室里有个同事莫伊拉，儿子本七岁，越来越难管教。他总是做不该做的事情；他每天都发脾气；他对其他孩子很霸道，在学校几乎无法参与集体活动。莫伊拉对此无计可施，最后走进一家治疗自闭障碍的专业诊所。莫伊拉宣布本有自闭症谱系障碍时，戴安娜并不感到惊奇。诊断让莫伊拉放松了不少。本不仅仅是个一直犯错的淘气孩子。他控制不住自己与众不同。并且，现在他可以获得特殊教育资源，如果不确诊他就无法获得这些资源。但换一个专家，会不会把他诊断为行为障碍中的注意力缺陷障碍？非常可能。

那些聪明但令人费解的孩子呢？与他们的高智力相比，他们的社交互动和交流能力相对落后。现在阿斯伯格综合征诊断有时会给人带来压力，而在以前没有人为此担心。从前这些孩子会由于能力超群而被看重，人们会原谅他们社交上的笨拙。如今的文化当中，社交能力对成功的影响比以往任何时候都重要得多，因此也比以往任何时候得到更多的重视。

当今，社交能力不足更时常表现得明显，或许是因为对社交能力的要求极高。可能是随着人们旅行更多、移居更多，换工作更频繁，社交生活变得更加复杂了。如果是这样，更多的儿童和成人达不到社交技能的高要求也就不足为奇了。没有任何特殊问题，但喜爱孤独和兴趣不合常规的个人会被纳入其中。很可能现在医生会考虑为这些人做出诊断，但上一代人肯定不会。

我们还要考虑到那些病因未知的精神障碍儿童。在这些病例中，社交能力常与其他能力一样，都极其有限。如果仔细看，他们糟糕的社交技能与自闭症的情形并不一样，但表面上看可能差不多。然而,这些儿童也越来越多地被纳入自闭症谱系。

我之所以提及以上病例,是因为边界模糊会带来危险,稀释了自闭症概念。这很遗憾,因为研究已经成功辨识出自闭症的核心社交特征,也提供了方法来区别不同种类的社交障碍。这些很可能在心智/大脑中有不同的基础。我在讲到真正的交互式交际时,已提及了自闭症的特征性缺陷。

人们普遍承认,自闭障碍标准的放宽是导致今天病例增多的原因之一。这事是好是坏?答案取决于你的观点。自闭症概念的放宽和范畴的扩展究竟有没有限度?当我们诊断一个人是否患有自闭症时,这个谱系究竟有没有明确的边界?

自闭症谱系障碍患者的亲属呢?他们自己会不会也"在谱系里"?亲属当中可以看到有时很明显,有时像打了折扣的症状。从他们身上观察到很轻微的自闭症特征,比人们预计的随机概率要高多了。这也带来了另一种观念,即自闭障碍的表现型的确更多样。这意味着这种表现型的基因可能存在于相当多数量的人身上,尽管这些人几乎没有患上自闭症。可能这些基因倾向使得他们生出的孩子更易患自闭症谱系障碍。这种想法具有可信度,但还只是推测。

我们所有人——起码所有男人——都有点自闭吗?

戴安娜很容易发现哪些人社交和情感智力很糟糕,这些人大多是男性。就丈夫而言,她发现他对浪漫电影缺乏兴趣,对足球却沉迷其中。他似乎永远在刷网站,了解最新的技术产品和相机配件。这些行为是否跟自闭症谱系相关？

把你最亲近、最亲爱的人或者隔壁某人描述为"显然在自闭症谱系中"或者"有点自闭"，我能嗅出其中嘲讽的意味。它表达出此人的很多信息。然而对我来说，这跟真正的自闭症谱系没有任何关系。我们可能经常谈起某高学历男性，能心无旁骛地集中追求某个特定目标，从而影响到对他人的关心。他可能是个杰出的科学家或艺术家，看起来对别人如何看待自己毫不在意。有时他是个学者，并不是特别有创造力，却能获得并记住海量的信息。他总的说来不喜欢新奇，往往很古板地坚持自己的意见。

"有点自闭"可能是一种流行的表述方式，对那些特别沉迷于自己的兴趣，不希望顾及他人观点的人来说，它也是很受欢迎的借口。它还可能是极大的赞美，暗示着天才。汉斯·阿斯伯格自己也曾暗示，轻微自闭是有创造力的科学家不可或缺的特质。他在自闭症、科学创造力和内向之间画了等号。

阿斯伯格宣称自闭人格是男性智力的一个极端变异，这样说是否正确？我翻译过他1944年的论文《自闭症与阿斯伯格综合征》(1991)，他在论文第85页提到：

> 女孩更擅长学习。她们对具体的、实践的、整洁的、有条不紊的工作更有天赋。另一方面，男孩似乎有逻辑能力、抽象、精确思考、公式化和独立科研的天赋……总的说来，抽象跟男性思维过程更类似；而女性思维过程更强调感情和直

觉。在自闭的人身上，抽象高度发达，以至于跟具体，跟物体和人之间的关联大部分丧失了，因此适应的本能方面被大幅削弱。

剑桥的西蒙·巴伦-科恩进一步发展了这个观点。他提出，典型男性智力的突出事实是，它由要形成系统这一需求驱动。他称之为**系统化**。然而，你需要**共情**来预测他人的行为，理解他们的情感。

共情和系统化

这里可以做点有趣的事。你可以在网上找一套巴伦-科恩的自闭症谱系测试量表进行测试。很容易从谷歌搜到。测试是问卷调查的形式，你只需说同意还是不同意某句陈述。例如，"我喜欢和他人一起，而不是自己一人做事"；"我喜欢一遍又一遍做同样的事"。从你的回答会得出你的共情及系统化总分数。你已经猜对了：共情高分数是女性的典型特点，系统化高分数是男性的典型特点。进一步说，共情高分数是文科类学生的典型特点，系统化高分数是理科类学生的典型特点。有趣的是，在自闭症谱系障碍个体的亲属中，科学家的比例偏高。

阿斯伯格综合征患者在这个问卷调查中得分极高，比大多数其他人高。但千万别认为你能为自己、朋友或是亲属做诊断！我们已经看出来，诊断过程漫长而艰难，即使有经验的医生有时也会出错。

过多的男性

其实大多数发育性障碍都是男性发生率高于女性——如读写困难症、注意力缺陷障碍，以及行为障碍。为何如此，原因尚不清楚。是否有必要在总体现象如此的情况下去专门解释为什么患自闭症的男性远多于女性，也尚不清楚。尽管如此，自闭症男女比例在谱系中能力更强的一端非常极端，为8∶1。而在谱系的其他部分，男女比例在2∶1到4∶1的范围内。综合来看，男性数量更多和对系统化的典型男性偏好似乎暗示了自闭症的来源。这也使得西蒙·巴伦-科恩去研究，会不会是雄性激素中的睾丸素有影响。结论尚未得出。

不管怎样——增长是真的吗？

戴安娜是否需要担心，比起以前，现在有越来越多的自闭症儿童出生？其实她大可不必担心。没错，增长迅速，但原因也很充分。数量的增长并不神秘，也不是流行病的标志。原因包括诊断标准放宽了、人们的意识提高了，也包括对自闭症儿童的识别和服务更好了。进一步说，如果现在确诊自闭症的人不一定表现出所有最典型的症状，谁能说以后不会逐渐浮现出更多的隐藏病例？

但是，戴安娜仍忍不住想问，是否也有隐藏的真正增长。科学目前还不能给出答案，但在未来应该可以。认真、持续地监测病例是至关重要的，警惕诊断标准的边界在哪里也很有必要。

第四章
作为神经发育障碍的自闭症

为什么自闭症是一种神经发育障碍？

神经发育障碍是指那些在根本上由基因原因导致，并在幼年时期显现的精神障碍。戴安娜想知道这究竟是什么意思。术语里的"神经"显然指大脑。这是否意味着它是生物学或者心理学问题？两者都是！看见"神经发育"这个术语时，戴安娜就应该想到大脑发育，因为大脑和心智是从不同角度看的同一个东西。发育这个词让她想到我们是在应对一个动态的过程。在大脑或心智发育初期，即使是非常轻微地偏离正常路径也会带来巨大的后续影响。

随着戴安娜汲取了更多自闭症的知识，很多问题跳到她脑海里。如果有基因缺陷——不管涉及什么基因——你就会变得自闭吗？并非如此。这只对各种罕见的基因障碍成立，但对自闭障碍的病例来说不太可能。这里的意思是，基因缺陷让你有患自闭症的**倾向**，实际情况还取决于其他因素。有些因素使得自闭症发生的可能性更大，它们是风险因素。比如，身为男性意味着有更高的患自闭症风险。有些因素会减小其可能性，比如身为女性。

它们是保护性因素。

我们还是有必要更多地了解保护性因素。这些因素会不会让你逃脱某种基因倾向的后果?还记得睡美人的故事吗?睡美人被巫婆施了咒语,咒语让她年纪轻轻就死于有毒的纺锤,但善良的仙女让她免于死亡,她只是睡着了。显然善良的仙女并未完全消除巫婆的咒语,但这比让坏巫婆占上风要好多了。对自闭症的情况来说,基因倾向为异常大脑发育设定了程序,甚至在出生前就设定好了。

出生之前的大脑发育是生命的奇迹之一。所有的神经细胞都出自同一个地方,再逐步迁徙到各自的目的地。过程极其复杂,方向出问题也是极有可能的。首先,在细胞形成时会出现其他问题。最终,这些过程完成时,另一个危险会浮出水面。这就是把所有细胞联系在一起的过程。

然而,这种危险并未随着出生而消失。大脑在出生之时还远未完成发育。在整个发育过程中,大脑时不时发生大范围的重组。变化持续发生,创建极为有效的通路,以配合最常使用的技能。这些变化总是关系着建立细胞间更有效的联结。这通常被称为可塑性。

所以说,大脑一直在发生变化,如同心智一样。它随着我们的学习内容增加而变化,也随着成熟的过程发展而变化,而成熟的过程受预设的生物过程控制。进化已使得大部分最基本的生存需求得到保障,所以我们无须学习呼吸和走路。大脑自动为它们设定了优先级,而跟思考和复杂行为有关的大脑功能不在最优先之列。这里的错误多多少少会被容忍。有时发育能解决问题，没人知道原因。有时发育不能解决问题，问题变得明显。难怪神经发育障碍非常复杂，非常难理解。

为什么要研究基因?

戴安娜还想知道为什么基因方面的原因这么轻而易举地被接受了，毕竟还存在其他可能性，比如环境污染、免疫反应、食物过敏、病毒或者细菌。我们在前一章讨论过的研究表明，迄今为止人们研究过的环境原因，如硫柳汞，并不是自闭症的致病因素。人们也研究过其他环境原因，如一种导致大脑发热并在随后带来脑损伤的病毒。的确，在某些被描述的病例中，自闭症像是由急性大脑疾病造成的一种严重后果。然而，这些都是罕见的自闭症原因，而且这种形式的自闭症症状通常极为严重，还伴随着严重智力障碍。

出于充分的原因，人们一直怀疑自闭症主要是由基因编码的错误造成的。汉斯·阿斯伯格一再重申，他看见那些孩子的父母当中有人有自闭障碍的明显特征。然而，这个说法直到20世纪七八十年代才得到证明。证据来自双胞胎。迈克尔·拉特和苏珊·弗尔斯坦成功找到了21对双胞胎，这些双胞胎每对中至少有一人确诊自闭症。现在，他们可以观察这些双胞胎并按同卵和异卵双胞胎分类。只有同卵双胞胎有同样的遗传基因，异卵双胞胎只有大约一半的共同基因，跟普通兄弟姐妹一样。当然，两种双胞胎的出生前环境和成长环境都基本一样。假如同卵双胞胎更有可能两人均被诊断为自闭症，那就说明是基因而不是环境因素在起作用。科学家的确证明了这一点。在同卵双胞胎中，90%成对出现自闭症；在异卵双胞胎中，仅有10%两人都有自闭症谱系状况。这个发现意义非凡。其他精神障碍几乎不会有如此高度的遗传性。

现在情况变复杂了。在几乎所有的同卵双胞胎中，都是其中一个比另一个症状更严重，一对双胞胎中至少有一个完全没有自闭症。这对遗传学家来说一点儿也不奇怪。记住，基因总是跟其他因素相互作用。所以在任何一座花园里，同样的种子长出来的植物也并不会一模一样。有时，位置朝阳还是背阴、水分充足还是缺乏，都会显著影响植物的样子，影响长势，远比基因潜力的影响大。在人类发育的例子中，我们还不知道具体是什么扮演着种子、太阳或是水的角色。由于这个原因，寻找自闭症基因其实就是寻找风险因素和保护性因素。我已经在睡美人的故事中把这些类比为巫婆和仙女。

在某些自闭症病例中，人们已经发现特定染色体上的小序列变异。有时这些变异已经存在于父母一方当中。但这些变异仅在极少数病例中被识别出来。其他的大多数呢？这里，最有可能的是，多种基因都在起作用，而且很难确认是哪些基因。

如今由众多家庭参与的大规模研究正在进行，目标是寻找易感基因，并找出也可能导致自闭症结果的其他非基因因素。然而，这些其他风险因素有哪些？看起来所有巫婆都在孕早期就施了咒语。母亲孕期感染特定病毒被视为风险因素。风疹就是个已知的例子。某种药物的未知作用也可能是风险因素。比如，人们发现，沙利度胺不仅会影响胎儿的身体生长，在极端情况下还会影响大脑，从而导致自闭症。

就戴安娜所知，她和她丈夫家族里都没有自闭症或是阿斯伯格综合征的先例。但她仍不放心，因为自闭症的确有可能出乎意料地发生。显然，在别的家族，自闭障碍可以顺着一份极其微妙的基因图谱追溯到几代人之前。

为什么几种障碍常常同时发生？

戴安娜头脑里还有一个问题：自闭症可能非常复杂，有时看起来好几种障碍在同一个人身上叠加。这显然就是她同事儿子本的情形。加里确诊时的症状符合好几种障碍：运动障碍、轻度学习障碍、注意力缺陷障碍、其他待分类的广泛性发育障碍，还有阿斯伯格综合征。其中哪个标签最贴切呢？自闭症谱系障碍似乎力压群症，最为贴切。部分原因在于社交和交流障碍会带来最严重的后果，部分原因在于自闭症最有可能吸引到服务。但为什么有像加里这样的病例呢？

在神经发育障碍当中符合多项障碍的病例并不少。身为一名基础科学家，我已感受到临床医生们的不屑，他们知道自己每天都在处理有多项障碍的病例。我们常用"共病"这个术语，意为"在病症中最重要的一种病症"。很多治疗神经发育障碍儿童的专家的感受是，诊断结果其实并不重要，重要的是每个儿童的独特需求，无论这些需求是什么。这在实践中尤其合乎情理，但从科学的角度看并不能令人满意。我们需要解释为什么既有单纯的病例,又有共病病例。

有一种解释是某种初始因素的霰弹枪效应,与干净利落的子弹相反。被干净利落的子弹击中后,只有一个大脑系统受到影响,大脑其他部分基本上是完好的。而在霰弹枪效应下,更多系统会同时受到影响。一种可能的初始因素是大脑发育错误,可能是细胞迁移错误。错误可能很有限,也可能更加普遍。在错误更加普遍的病例中,霰弹枪效应可能更显著,且补偿手段更少。

然而,还有其他解释。有一种尚未证实的新观点是不稳定性。想象一下,每个正在发育的机体都伴随着一定程度的稳定或不稳定。机体越稳定,就能越好地承受在发育过程中不可避免地会出现的危险。机体越不稳定,就越做不到这一点。一些危险从一开始就已经存在于基因图谱的结构中,而另一些危险则存在于发育中的大脑里。理论上,同样的危险可能对稳定的机体影响很小或几乎没有影响,而对不稳定的机体则有显著影响。

假如我们能测量一个机体的内在稳定性,就可以检验这个理论是否可靠。这种稳定性显然是可以测量的,但方法还没被应用到自闭障碍研究中。内在稳定的机体拥有更对称的身体特征和更少的身体畸形,它们加在一起构成每个个体的稳定值。当发育过程中出现不利条件时,稳定的个体能适应得更好。当然,这只是在一定程度上。自闭症甚至可能袭击稳定的机体,但随后它就可能成为这个稳定机体唯一不能抵抗的袭击。结果就是一个

"纯"自闭症病例。对于不稳定的机体，很可能不利条件有好几种，都会影响发育，一个打击接着一个打击。结果就是多项神经发育障碍。比如，在加里的病例中，你会发现多种身体畸形和少数对称特征，而对爱德华你可以得出相反的预测。我必须补充的一点是，这个理论仍处于推测阶段，尚无证据表明它可以应用到自闭症上。

自闭症大脑

可以确定，如果某种情况对个人心智有深远影响，那必然会在大脑里留下印记。去哪儿寻找这个印记呢？确实已有许多研究发现了自闭症患者大脑的异常之处。但究竟是哪种异常？毕竟自闭症患者的脑袋里没有洞，没有肿瘤，没有伤疤。

大脑由数百万个神经元和联结它们的神经纤维组成。异常究竟是存在于这些神经元当中，还是存在于它们各自的结构和功能当中？能不能用显微镜观察到？在大脑系统层面上，自闭症的印记能不能在活体大脑中找到？当我们在做出特定行为、进行特定的思维活动时，这样的大脑系统开始活跃。显微镜在这里发挥不了作用，但大脑系统的活动可以通过大脑扫描仪来观察到。扫描仪能捕捉到血液流向特别活跃的区域的影像。

这两种技术都已投入使用并产生了成果。在活体大脑中，自闭症大脑在神经细胞的精细结构和大脑系统活跃水平及结构方面表现异常。但解释这些异常并非易事。事实上，我们还没有足够的信息，也尚未知晓如何把这两个来源的信息结合起来。

在显微镜下

用显微镜极为精细地研究脑细胞，其实是相当艰难且极少有人做的一项工作。研究者们已发现，自闭症脑的某些部分细胞结构异常。例如，有一种特定类型的细胞，它拥有特别漂亮的树状结构，名叫浦肯野细胞。在自闭症脑中，这些细胞偏小，数量偏少，特别是在小脑当中。与此类似，在脑中其他区域，如边缘系统，细胞分布似乎更稀疏。集中分布在微柱里的额叶皮质细胞更小，彼此间隔更远。

所有这些现象仍是未解之谜。然而，我们已经可以得出一个重要结论。人们发现的细胞异常的类型表明，这些异常始于胎儿发育早期，而非在发育晚期"出现"。

在扫描仪下

黛安娜自告奋勇成为脑扫描实验的受试者。她看见了自己大脑的图片，看起来像X光片。自闭症的大脑会不会看上去不一样？第一眼看上去，自闭症个体的大脑一切正常。然而再仔细看看，就能发现诸多差异。人们发现，自闭症的大脑有些区域比正常人小而另一些区域比正常人大。联结大脑不同区域的所有联结纤维所在的白质也有异常，特别是远程联结纤维在自闭症大脑中更加稀少。

扫描仪最重要的运用体现于设计精巧的实验，从中我们能看出思考、想象等过程中的活动模型。躺在扫描仪中时，黛安娜看到一系列图片。研究者向她解释,她的大脑一直处于活动状态,但相比正派的图片,当她看见下流的图片时,她大脑的杏仁体会格外活跃。甚至当这些下流图片仅仅飞快地一闪而过,她甚至没意识到是什么内容时,结果也是如此。

至今针对自闭症患者的神经影像实验数量还不多,因为实在难以完成。一个主要问题是,在扫描仪中的人必须一动不动。他们不能移动头部,一毫米也不可以。还有,扫描仪很黑,噪声很大,整个过程让人焦虑。但是,主要的障碍还是实验的设计。不幸的是,控制良好的设计几乎没有。

例如,我们可以让爱德华和加里说说一张照片里人物的情绪。这他们都难以完成。在这项看似简单的任务里,究竟是哪一点他们难以完成呢?如果你分析这项任务,把它分解成几部分,你就可以分出不同的要求。比方说,这在多大程度上涉及记忆力、词汇,以及视觉?但这仅仅是一些皮毛。迄今为止,一些实验已经发现了在完成任务的过程中大脑活动存在差异,这些任务有自闭症谱系障碍的人完成得很好,但看起来完成方式不一样,即使用大脑的方式不一样。大多数实验表明,自闭症大脑关键区域的活动有所减少。比如,受试者看人脸图片时就会出现这种情形。

人们也能透过头骨来测量大脑活动的隐约踪迹。用来测量大脑活动的技术有脑电图和脑磁图。脑电图测量电信号,脑磁图测量磁信号。大脑虽然一直不停发出这些信号,但只有当感知到特定事件时才能在精确时间捕捉到信号。因此,人们可以实时追踪大脑是如何处理事件的。人们可以比较一个事件和另一个事件之间的信号,但只能用实验数百次后取平均值的方法,因为这些信号非常微弱。为了达到这个目标,研究者们会通过耳机一遍遍播放同样的音调,然后突然插入一个不同的音调。意外音调出现时发生的电或磁活动的量值极小,它表明大脑对这些声音的差异极为敏感。脑电图和脑磁图技术有巨大优势,它们可以相当容易地用在年幼或残障儿童身上。例如,人们已经发现,自闭症儿童看人脸时会有异常回应。

我们尚未知晓以上任何发现的意义,也不了解在解剖结构或生理功能方面这些实验究竟揭示了什么。一旦能把不同方法得出的信息结合起来研究大脑,我们就会知道去哪里寻找自闭症的印记。这需要时间。

毫无疑问,自闭症大脑在不同大脑区域表现出异常功能,但人们仍不得不担心迄今为止研究结果存在矛盾。研究者们目前支持这种说法:异常的根源在于大脑的联结。大脑的最重要特征之一,是不同区域之间数目庞大的联结。大脑需要做海量工作,将来自大脑不同系统的信息整合。很可能,自闭症大脑功能的异常意味着这项工作的效率不高(图7)。

更大的大脑

直至最近,才有人提出自闭症儿童的头可能大于其他儿童的。利奥·坎纳曾经注意到这一点,但他的观察一直以来被忽略了。实际上,自闭症儿童出生时头围和其他孩子并无不同。头围

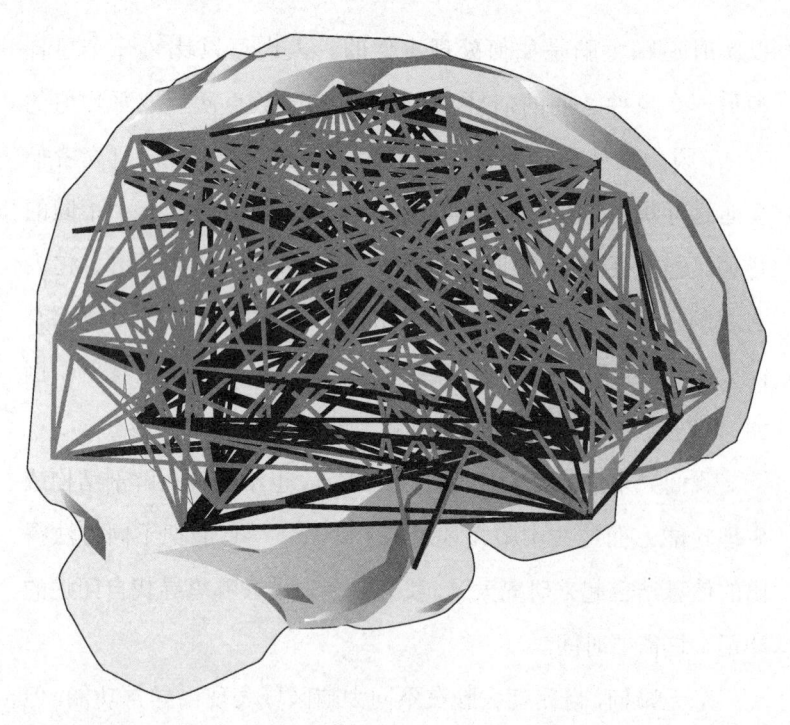

图7 大脑不同区域之间有大量的联结。有可能在自闭症大脑中,联结不太好。可能是联结较少,也可能是联结有错误

差异到后来,即一岁之后才显现。然后随着年龄增长,到现在为止的测量表明头围可能再次变小。这意味着什么?

头围,大概还有脑容量,并不固定。人一生之中头围会变化。有研究表明,在幼儿期,自闭症儿童的大脑容量增加明显快于正常发育的儿童。在这个阶段,他们的差别相当明显。然而,正常发育的儿童头围也会增长,并最终追赶上自闭症儿童的头围。

就这一点来说,我们仍须开展追踪不同个体的历时研究。但我们可以假设,年幼的大脑在发育过程中也时有增减。可能在自闭症中增多于减，起码在幼儿期是如此的。大脑容量暴增背后究竟有什么原因呢？

修剪发育中大脑的过度增长

黛安娜想到了她家的花园，灌木丛生长迅速，必须时常修剪，以免互相纠缠、盘绕。可以理解的是，大脑也可能经历过度发育和修剪阶段。假如神经细胞的数量在出生时已基本确定，那就可以推断出神经细胞的联结会被修剪。这些联结就像植物，特别是植物的根部，有很多分支（称作树突）伸展开去，以联结其他

自闭症儿童　　　　普通的正常儿童

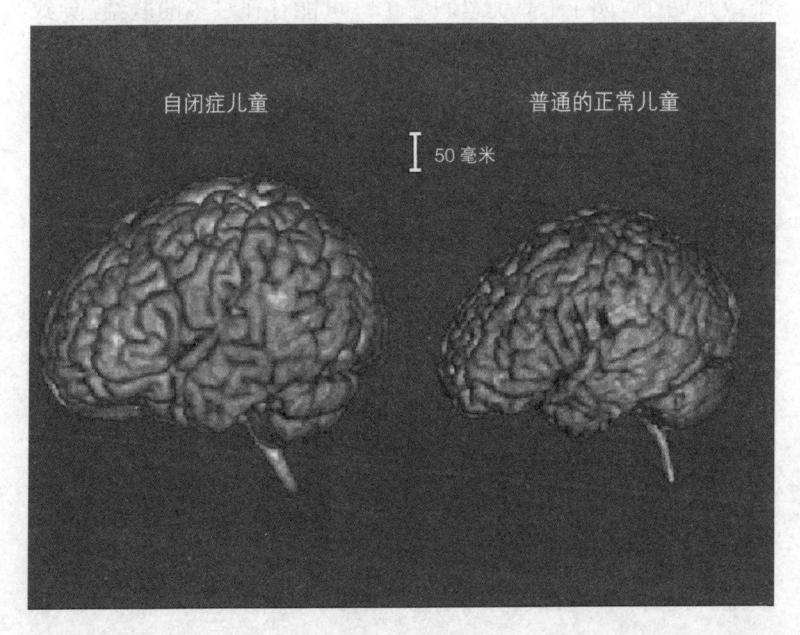

50毫米

图8　一些自闭症儿童大脑袋的例子。很多自闭症儿童出生时头围小，但在一岁之后会表现出头围的过快增长。从童年晚期开始头围缩小的情形也有报道

神经细胞的分支。在这些分支的接触点，存在着最为错综复杂的机制，称作突触。它们就是缩微工厂，控制着什么进，什么出。神经生物学家已在实验室中研究过这一点了，他们可以在显微镜下观察几个脑细胞。这些细胞大多来自鼠类，但它们和人类脑细胞工作机制一样。

像黛安娜一样的优秀园丁需要不时修剪花园里的灌木丛、篱笆和树。对大脑来说，园丁的职责部分由控制着过程的基因承担，部分通过学习实现。通过学习，能把必要的联结从不必要的联结中甄别出来。我们可以想象，在自闭症大脑中，其中一个或是两个"园丁"都玩忽职守了。可能存在过多的联结，导致了联结错误。

遗憾的是，尚没有直接证据能解释清楚究竟发生了什么。我们也还需要关于大脑正常发育的更多知识。还有很多工作要做。

一些初步结论

有个事实无处可藏，即关于自闭症成因、自闭症大脑，都还没有确凿信息可以描述。因此，本章中我着力讲了些更一般的情形，但也忍不住加入了一两个推论，如机体发育的不稳定性，以及发育中大脑的修剪。你可以读到数以百计的科学论文和书籍，它们研究自闭症成因所涉及的生物学因素，以及自闭症有时伴随的病症。同时，有数百项研究用结构的和功能的大脑成像技术来试图告诉你关于自闭症大脑的重要事实。然而，很快就会出现其他论文和书籍，它们讲述的是略有不同的故事。

从这些正在进行的研究中,黛安娜能得出什么结论?首先,自闭症的成因不是一个而是很多个。不同病例可能已经暗示了易感基因的不同组合。在显微镜下可见的大脑异常,表明了它们起源于胚胎发育的极早时期。自闭症儿童的大脑袋是个有趣的新发现,但我们还不知道这意味着什么。

第五章

社交：问题的核心

社交问题有哪些？为什么有问题？

我可以说自闭症真正有趣的地方并不在于大脑，也不在于基因吗？真正有趣的地方在于心智。我坚信即使彻底弄清自闭症的原因，我们也仍然理解不了自闭症。我们需要了解自闭症患者究竟是什么样子。

自闭症患者为何就不能完整参与社交世界？难道在听觉、视觉、触觉之外还另外有一种"社交觉"，而他们正好缺乏这种感官？生来就看不见或听不见的孩子尚能接收和回复社交信号，自闭症儿童却做不到。从现在开始，我们将从心理学研究的角度来考察通向自闭症核心的成果。在本章中，我们来看看众多科学家已经提出的三大理论，它们意在弄清自闭症患者社交失败的原因究竟是什么。

第一大理论：心智理论

让我们回到马克·哈登的小说《深夜小狗神秘事件》。书中主人公克里斯托弗能解决复杂的逻辑问题，但他不能理解对别人来说明白无误的社交信号。他不知道谁在说谎,谁想帮助他。他为什么会有这些问题?与到目前为止我们遇到的很多问题不同,这个问题是有答案的。

> ……一天,朱莉在我旁边桌子坐下,把一管水果糖放在桌上,她问:"克里斯托弗,你觉得里面是什么?"
>
> 我说:"水果糖。"
>
> 她打开水果糖管子的盖子,把它倒过来,一支红色铅笔掉出来了。她大笑道:"不是水果糖,是铅笔!"
>
> 然后她把红色小铅笔放回去,盖起来。
>
> 她说:"如果你妈妈现在进来,我们问她水果糖管子里装了什么,你猜她怎么回答?"……
>
> 我说:"铅笔。"
>
> 那是因为我小时候不明白别人也有心智。朱莉和父母说了,这种事对我来说总是很困难。但我现在觉得不难了。因为我决定把它当作一种猜谜游戏,而如果某样东西是个谜题,那一定有解决的方法。

这本书只是个故事,但书中描述的实验在大约二十年前就有人做了。新理论要得到彻底验证,新观点要广为人知,是需要那么长的时间的。科学突破极少发生在一夜之间,也极少由单个人完成。恰恰相反,它们通常依赖很多人很多年的努力。

科学家是如何研究像克里斯托弗这种人的呢?他们如何找

出他那些奇怪问题的原因？如果读过这本书，你可能还记得克里斯托弗只能用逻辑推理来理解他父亲或是任何其他人的所知所想。只有自闭症患者才不得不这样做。而我们的读者中大多数人都用不到逻辑推理，因为我们有自动指示器。就像一个卫星导航系统告诉你在空间中位置如何，大脑有一个系统可以告诉你跟其他人的关系如何。我们**就是知道**故事中的人或角色有愿望，有感情，有想法。而且大多数时候我们能准确知道这些想法是什么，我们大多数人似乎天生就会读心术。然而，克里斯托弗不会。

正常情况下，大脑和心智的社交部分使我们自动对他人的行为做出反应。我们不需要思考，但我们通过考虑别人所想、所需就能解释他们在做的事情。这被戏称为"心智化"或"心智理论"。在自闭症当中，这个心智化机制出了问题。

对这一大理论做的第一次测试在图9中得到说明。测试是这样的：萨莉有个篮子，安妮有个盒子。萨莉有块石头，被她放进了篮子里。然后她出去玩了。当萨莉不在时，调皮的安妮把篮子里的石头放进了自己的盒子里。萨莉要回来了。她想玩石头。她会去哪里找她的石头？大多数五岁及以上的孩子会极其自信地给出答案。萨莉会去篮子里找她的石头，因为她认为石头在篮子里。现在她的想法错了；我们知道石头其实在哪儿，但萨莉不知道。

与之相反，即使是很聪明的自闭症儿童也觉得萨莉-安妮测试很难。他们往往说萨莉会去石头**真正**在的地方找。他们不会考虑萨莉那已经过时了的想法。他们最终会知道究竟发生了什么，但要花费比正常发育的儿童长得多的时间，这种情形简单而

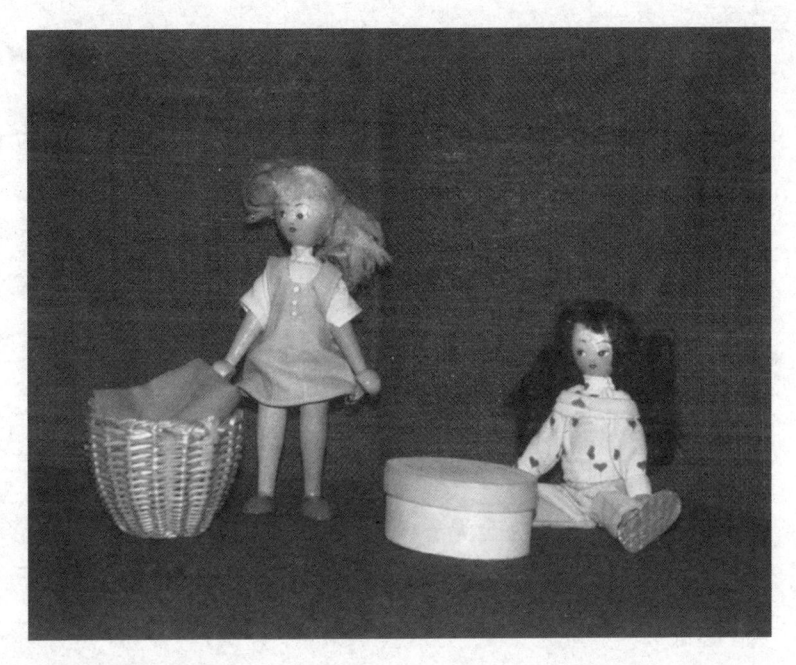

图9 萨莉-安妮测试［这项测试被S.巴伦-科恩、A.莱斯利和U.弗里斯于1985年使用］

能自动被理解,但他们获知的过程与此不同。在自闭症当中,心智化从来不是轻轻松松自动发生的。一位特别聪明的自闭症患者讲过他在社交互动中遇到的困难:"我在一次互动后要坐下来努力弄明白意图、想法,等等。我的确需要'离线',事后,而不是当时,才能弄明白。"

所以说,学习的确在进行,但通常会弄错最重要的点。例如,一个自闭症年轻人的母亲说:"我教导他当他伤害别人感情时要道歉。他也总是道歉——只是不知道什么时候会伤害别人感情。他会一直道歉。"但也有很多病例要难理解得多。有个年轻人总是盯着别人,因为他相信,只有盯着别人才能让别人知道他的想法。

萨莉-安妮测试是一种明显而又完全有意识的心智读取形式,这种形式在发育过程中较晚习得。近来关于心智化的典型发育的研究,已成功找到婴儿在出生后第二年拥有这项能力的证据。这个证据是从幼儿观看某个场景时的眼神凝视类型得到的,这有点类似于萨莉-安妮测试。比如,当萨莉去石头真正在的地方而不是她以为在的地方找时,幼儿凝视得更久——还表现出惊讶。因此很显然,他们对于萨莉将会去哪里找石头有强烈期待,看见结果不同时会非常好奇。正在进行的研究表明,自闭症儿童并不拥有这项看起来完全无意识的心智读取能力。进一步说,他们能否习得这项能力也让人生疑。缺乏直觉性的心智化被戏称为"心盲"。

大脑中的心智化

这一大理论已经使人们发现了从未预料到的大脑系统。这个大脑系统致力于心智化。它是借助大脑扫描仪的帮助而发现的。挑战之一是制造刺激,这种刺激会引发自然而然的心智化,再将它们与不会引发自然而然心智化的刺激对比。在此对比中额外的大脑活动告诉我们,大脑的哪些区域参与了心智化。这些区域在图10中标示了出来。

结果显示,仅仅对人播放动画片就能产生这种对比。动画片中的演员是两个小三角形。在有些动画片中他们如图11中那样互动,在另一些动画片中,他们的运动是任意的。

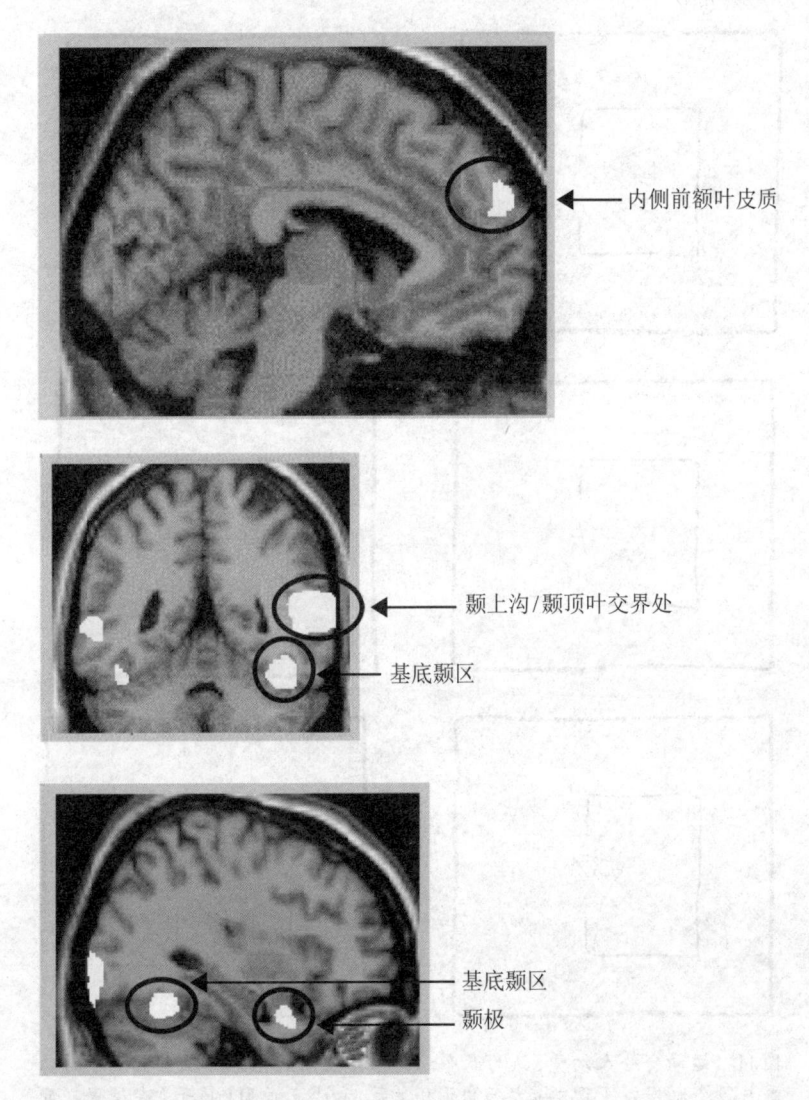

图10 正常大脑中进行心智化活动的大脑区域。在自闭症患者和弱联结的人当中这些区域的活动减弱

动的三角形

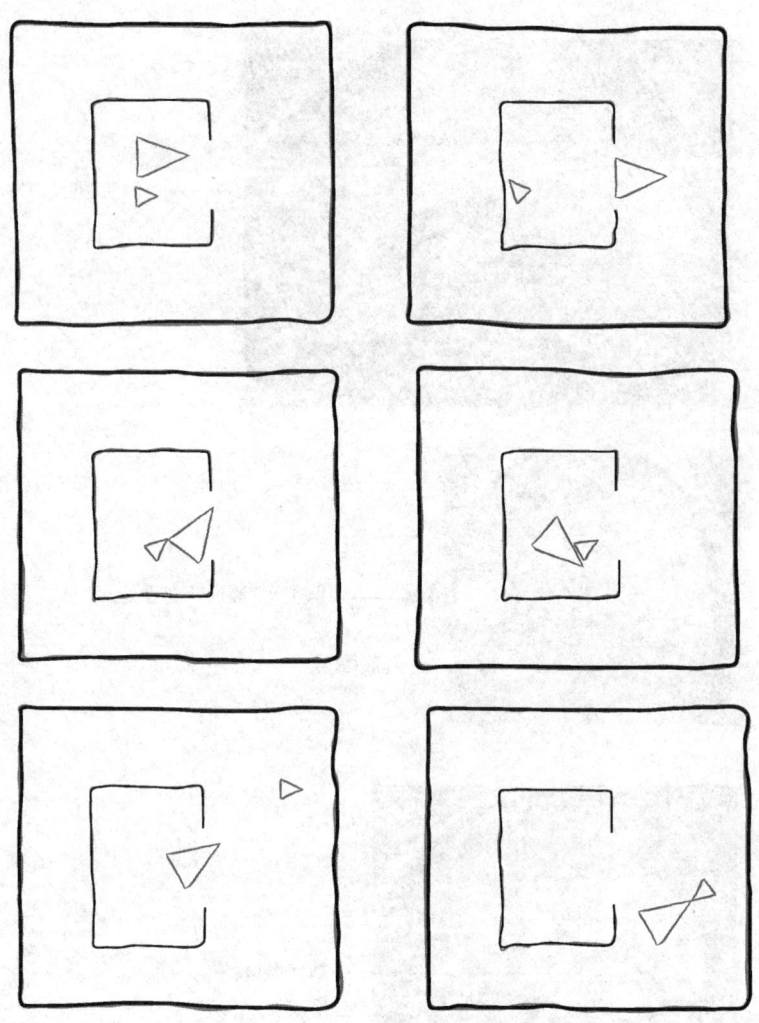

图11 运动会给人幻觉，认为两个三角形是互动的生物。以上截图中的动画片段会触发以下理解：大三角形（母亲）和小三角形（孩子）在屋里。母亲出门，温柔劝说最初不情愿出门的孩子也出去。最后孩子尝试出门，两人在外面开心玩耍

第一大理论的问题

在过去的很多年里，人们对心盲的理论开展了大量测试，但理论仍有未明之处留待日后探讨。它受到的主要批评之一是，并非自闭症谱系内的所有人都有心智化的困难。我们不妨假定，批评不仅是基于使用萨莉-安妮测试。不管怎样，这仅仅是一个测试，要想测试心智化，需要在严格控制的条件下进行一系列测试。

这一大理论面临的第二项批评在于，那些不自闭但有其他残疾的人同样可能完成不了心智化测试。这一批评并非致命的。不能完成测试的原因各不相同。毕竟，由任务本身所决定，正常发育的孩子也可能完成不了。例如，如果使用萨莉-安妮测试任务，那么四岁以下的孩子不能完成，再大好几岁的聋儿可能也不能完成。但每一种病例中都有其他线索表明，孩子们能理解心智。另一项针对这个理论的批评是，自闭症的社交障碍出现在典型发育进程中心智化出现之前。最近对在出生后第二年已经显示出本能的心智化能力的婴儿所做的研究，或许能回应这项批评。

另一项批评稍显公正：心智化失败与社交的情感方面无关，尤其是使得情感分享自动而亲密的那些方面。情感方面在第二和第三大理论中讨论得更好。

第二大理论：社交驱动

戴维从很小的时候开始似乎就从未注视过别人。他甚至避免眼神接触，有人要拥抱他时还会扭过身去。母亲试图抱他时他的身体也不配合,被抱起时身体很僵硬。长大后他多少愿意去注视熟悉的人了,但仍不会享受身体接触,而独处时他最开心。

这就是第二大理论:自闭症患者生理上缺乏社交的固有内在驱动。证据表明这种内驱力自出生起就很明显。婴儿喜欢看人脸而不是其他物体,他们要听人的话语而非其他噪声。但这只是个开始。在出生后第一年婴儿始终不断地参与互动,主要是和母亲,也会和其他人。这些互动非常令人愉悦。

一个很容易观察到的例子是情感的分享,不论是微笑还是皱眉。已有实验表明,婴儿对与母亲面对面互动的时机有着精确的敏感性。在一个实验中,母亲和婴儿能通过监视器看到和听到对方。他们仍能愉快互动,表现出完美同步的动作和表情。如果母亲在监视器画面中在短时间内卡住了,就会立刻导致婴儿沮丧。健康的婴儿简直是完完全全的社交动物。

第二大理论的拥护者们还认为,联合注意力是对他人感兴趣的极重要标志。实际上,联合注意力同样被第一大理论的拥护者们称为心智化的第一个标志。可能两种看法都对。

这个过早建立起来的社交驱动,必然在大脑中有其基础。对于婴儿的生存,这大概是不可或缺的。而大脑基础在自闭症中可能会发生错误。许多自闭症研究者研究的目标大脑区域各不相同,都被称为社交大脑。一个特别的理论是,有个大脑系统支持着我们对他人本能的情感回应,这个系统主要位于杏仁体内。这个系统发生错误,可以导致自闭症中一系列显著的社交和交流问题。这些问题的共同之处包括对他人冷漠,甚至连看他人都有困难，更进一步的后果还包括缺乏联合注意力和难以认出他人。

脸、身体和眼睛的世界

第二大理论使我们意识到我们都生活在一个人的世界中。人，包括他们的脸、身体、眼睛和他们的过去，不仅总是在我们周围，也一直存在于我们的思想、记忆、梦境及想象里。有没有可能，对自闭症患者来说并非如此？他们拥有多么不同的内心世界。当我们数年后遇到一个老朋友，我们可以轻而易举回忆起当初的分别是友善的还是有纷争的。想象一下你如果做不到这一点会是什么样。你必然认为，这个由人构成的世界错综复杂，变幻莫测。

以下文字节选自一位阿斯伯格综合征的匿名患者所写的内容：

> 我们当中大多数人都很难记住的一件事是，我们对谁说过什么，对谁没说过什么。正常人似乎能对他们认识的每个人的细枝末节都在大脑中加以归类存档，细到这些人说过的小谎，都有个心智标签把它们记住。

人的世界里最重要的事物之一就是人脸，而人脸上吸引我们注意力的则是眼睛。

在一项想象研究里，科学家让人们观看著名好莱坞电影《谁害怕弗吉尼亚·伍尔夫》，电影由伊丽莎白·泰勒、乔治·西格尔、桑迪·丹尼斯和理查德·伯顿主演。科学家追踪观众的眼神

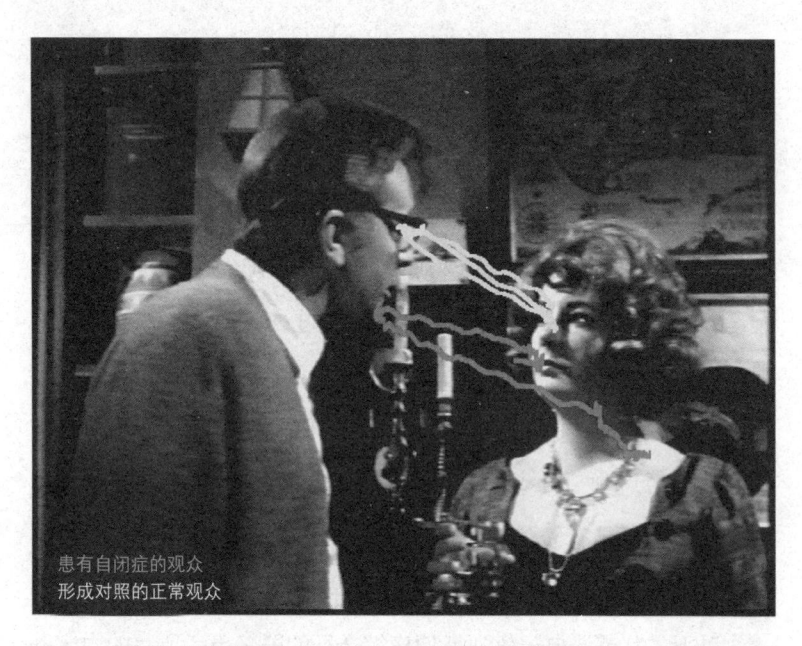

患有自闭症的观众
形成对照的正常观众

图12 电影中的场景呈现在人的眼前,他们的眼神凝视被记录下来。深色线条表明的是自闭症谱系里的人的眼神凝视。浅色线条是普通人的眼神凝视。后者往往偏好看眼睛。自闭症谱系里的人倾向于看嘴巴

凝视。电影拍摄于1966年,当中有大量深度人际互动场景。因此,影片提供了足够多的机会让科学家来精确观察,当你看到如此极有意义的互动时你究竟在看哪儿。事实上,大多数人看的是角色的眼睛,通常从一个人的眼睛切换到另一人的眼睛。相反,患有阿斯伯格综合征的人倾向于看角色的嘴巴而不是眼睛。通常,他们会看画面中完全没有人的地方。

关于自闭症患者如何回应当他们正在故意看某个物体时他人的眼神凝视,激动人心的工作正在展开。在正常情况下,在人看向的地方,我们预计会发现有趣的东西,尤其是在那个人先看

我们,显示出想要交流什么的意图时。如果没有东西,我们会很失望。这个效果可以从大脑一侧的一块区域中大脑激活的增强清楚地看出来,该区域位于颞上沟周围。在自闭症大脑中则没有这种增强。大脑的这块区域在很多自闭症大脑的神经影像研究中已经表现出异常。这是社交大脑的关键部位,对心智化也有作用。图10标示了这块区域的位置。很有可能,与社交驱动有关的深层大脑区域和与心智化有关的大脑区域是重合的。这一点还有待未来的研究来澄清。

第二大理论的问题

很有可能在正常发育的大脑中存在着内在机制,这些机制偏好社交刺激远多于其他刺激。有可能这些机制在自闭症大脑中发生了错误。然而,假如自闭症儿童缺失了社交驱动,应该在出生后不久就可能表现出来,那时强大而丰富的驱动在正常情况下已经可见了。确实,根据这一大理论,有可能将自闭症诊断提前到出生后第一年。但是,如我们在第一章所看到的,这很难做到。在退化型病例中,关键标志就是丧失社交兴趣。值得注意的是,父母强烈感觉到,在婴儿早期社交兴趣是存在的。

第三大理论:人类镜像系统

第三大理论是从帕尔马的研究者们对猴子所做的突破性工作开始的。"有样学样"(monkey see monkey do)是一句俗语,但谁会料想这句话包含了关于大脑的一个基本真理呢?帕尔马的研究者们记录了大脑一块特别区域的神经元放电。令研究者们自己也感到吃惊的是，他们发现无论是猴子看见实验者的动作，比如抓一颗花生，还是猴子自己抓花生，都会引起同一个细胞的活动。这些脑细胞充当了镜子。

由于猴脑和人脑非常相似，这是个极为重要的发现。即使还不能直接记录人类大脑细胞的放电，我们仍可以假定在人类大脑中也有一个镜像系统。

观察他人做动作时，我们大脑的镜像系统会自动变得活跃，这样我们就能准备好自己完成动作。这一点非常有用，因为它使得我们能以直接的方式来理解他人的动作。我们自己做动作时，就像我们观察他人做动作时一般，同样的神经元活跃了。

因此，镜像系统使得看和做之间建立起自动连接，这个机制使我们能理解他人动作的意义。换句话说，就镜像神经元而言，它们并不在意这个动作是我们自己完成的还是他人完成的。

但不止于此。镜像系统理论不只适用于动作。想到有一个类似的机制来负责理解他人的内在意图，甚至内在情感，真是令人兴奋。毕竟，意图和情感通常都伴随着面部和身体的动作。进一步说，大脑镜像系统出了问题，是否就造成共情的缺乏？通常，共情的定义是一种无意识地复制他人情感的方式。这个机制出现的错误能否解释自闭症的很多社交困难呢？这就是第三大理论。

这第三大理论证据还很不充足，而且对它有利或不利的发现都有。这里讲不利的发现。一种预测是，自闭症儿童会有不能很好理解他人的目标和由目标驱动的动作的表现。还有，他们的动作模仿能力会较弱。这两者在严格实验条件下似乎都站不住脚。

图13表现了一个自闭症男童成功地精确模仿了实验者的动作。实验者的目的是指向桌上一枚特定的硬币,对此,即使自闭症幼儿也能自动理解。他们能模仿指向的动作。与正常发育的儿童类似,他们更注意的是目标而不是实验者用的那只手。他们更倾向于使用距离目标硬币更近的那只手,而不会用另一只手,即使实验者自己使用了另一只手。

令人欣慰的是,我们得知自闭症儿童能理解目标,即使他们很难理解人们行为背后更复杂的动机。然而,这是一个按命令模仿的例子,而不是在典型社交情境中的自发模仿。实际上,自闭症儿童的模仿能力有缺陷,他们抑制模仿的能力也有缺陷。例如,这一点可以从自闭症的典型特征之一——言语重复的倾向看

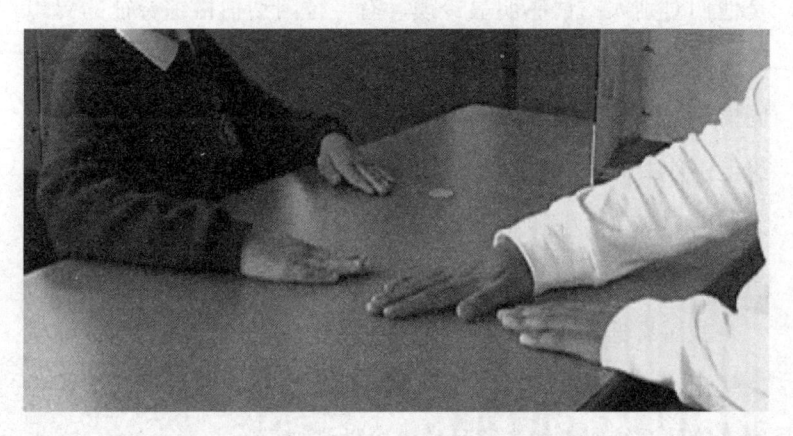

图13 手部动作模仿。实验者用任意一只手指向桌上一枚特定的硬币。儿童被要求做同样的动作。有自闭症谱系障碍的儿童和正常发育的儿童表现完全一样。他们能理解实验者的目的,指向那枚硬币,并使用距离目标硬币更近的那只手

出来。造成模仿异常的更深层原因可能跟心盲有关。自闭症儿童很难理解在特定交流情境中邀请或禁止模仿的信号。

情感共振

我们再来看看有利的发现。在解释为什么自闭症会伴随着社交场景中拙劣的情感分享时，碎镜理论特别吸引人。当自闭症患者观察他人的面部表情和手势时，他们在镜像系统中明显表现出较低的活跃度。这项发现还有待在进一步研究中验证。它会帮助我们解释自闭症中明显的情感联结的缺乏。

对社交障碍的描述中经常出现的主题之一是缺乏情感共鸣。我们都知道与另一个人情感同步时闪耀着温暖光芒的感觉。相反，如果你与自闭症患者共同生活，那么最难忍受的事情之一就是他们对别人的情感明显冷漠。有一位阿斯伯格综合征的男患者安德鲁，他妻子安杰拉在她父亲去世时极其沮丧。安德鲁毫不同情，并大声轻蔑地谈论岳父，说都是岳父自己的错，因为吸烟才患上癌症。他从不安慰妻子，而且对她没有完成一些日常事务感到恼火。具有讽刺意味的是，安德鲁对他人的痛苦非常有意识，但只是在抽象层面上。他一直都给非洲的一家慈善机构慷慨捐款。

显而易见，安德鲁能做到的抽象形式的共情，与用身体语言表达出、如传染般让人感受到的对他人情感的共情形式大相径庭。镜像系统似乎能为这种传染提供机制。

人们所知的一个非常有传染性的面部动作是打哈欠。它连一种情感都算不上，只是一种不需要学习的原始反射。日本研究者把静止的打哈欠面部图片给自闭症儿童看,并记录下他们打哈欠的倾向。结论显示在图14中。自闭症儿童受到的传染比正常发育的儿童少得多。这项发现还需要在成人身上验证。现在也有关于情感的类似实验正在开展。

第三大理论的问题

碎镜理论还很新。它还需要加以改进,才能解释自闭症中哪些社交互动出了问题。和另外两大理论一样,它不能解释自闭症涵盖的贫乏社交生活当中的所有问题。然而,它给出了一个激动人心的可能性:它能帮我们理解为什么在自闭症中存在奇怪的情感回应缺乏。有可能这个理论在未来会定义一种认知的表现型,最终找到匹配的基因型。可以想象一个人展现出所有三种认知的表现型:心智化失败、缺乏社交驱动以及镜像系统失败。也可以想象在自闭症谱系中不同位置的人,他们仅切合其中一种。

语言与交流

这在自闭症中是不是一个单独的问题?还是说它是社交障碍的重要部分?若果真如此,三大理论中哪种处理得最好?

想象一下我们如何与一台取款机交流,然后想象一下我们如何与另一个人交流。一个患自闭症的人不会看出两者有多大差异。这可能是由于缺乏社交驱动,依据的是第二大理论。

第一大理论是刺向问题的另一把匕首。交流是真正的交互式交际,这就是心盲理论试图解释的。交互式交际不仅仅是提出

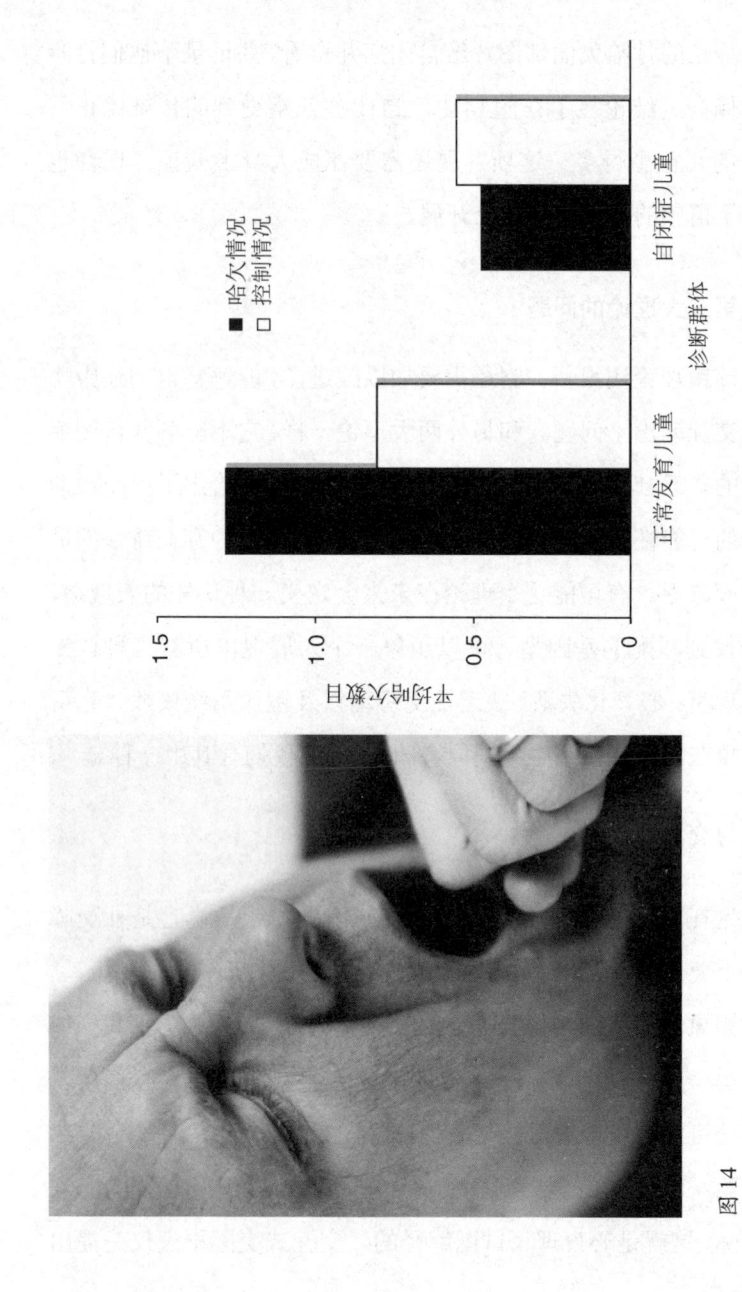

图 14
左：看见有人打哈欠，我们通常感觉自己也想打哈欠
右：与正常发育的儿童相比，有自闭症谱系障碍的儿童看面部打哈欠和仅仅张开嘴巴的图片的传染性哈欠要少

和回答问题。我们还总是探寻交流对象已经理解了多少对话,他或她被我们说服了多少。我们面对一台机器时则不会这么做。

心盲给普通的双向交流带来灾难性后果。例如,自闭症患者不能理解闲谈和玩笑的意义。我们大多喜爱这么做,因为它使我们除了交流信息之外还能做很多事。我们选择用词的方式显示了我们对待世界的态度。并且,我们也了解到他人对待我们的态度。他们不会直接告诉我们,但我们大脑中类似导航的装置让我们能感受到。相反,自闭症患者仅能适应信息交流本身。所以你不要嘲弄他们,不要开玩笑,不要使用反讽。他们的第一反应是把所有话按字面意思理解。需要指出,对正常发育的儿童,不需要告诉他们别太刻板地理解字面意思。他们自己完全能够理解。

交谈和交流容易混为一谈。戴维不讲话时,他父母急切盼望他能说话。他们非常确信当他开始使用词语的时候,交流之门将最终对他敞开。令人遗憾的是,这并没有发生。戴维现在会讲话,但他仍然不交流。交流之门并不需要等到解锁语言才能打开。如果交流之门锁住了,那么语言不会是钥匙。只有在意识到自己心智里有不同于他人心智的有趣的东西时,你才会有交流的愿望。这与第一大理论——心盲——切合。但其他两种理论也能解释交流的缺乏。第二大理论表明,由于缺乏社交驱动,交流永远无法顺利展开。第三大理论解释称,这是由于缺乏对他人情感、意图甚至动作的镜像。确实,我们不仅仅是通过交谈来交流,还通过动作、面部表情、手势,事实上是通过我们的整个身体来交流。身体语言经常泄露我们的所感所想,尽管我们竭力用语言来掩饰。

因此，三大理论都能从一些角度解释交流问题。这些交流问题正是自闭症的核心所在。

没有一概而论的社交失败

在本章中，对于自闭症中残忍且往往具有摧毁性的社交和交流失败，我们考察了三种不同的解释。但假如你认为自闭症患者完全没有社交能力，那就错了。在热情寻找这些问题的原因时，我们不能忘记他们残存的社交能力。

罗纳德曾加入一个竹节虫迷俱乐部。成员们比较竹节虫的笔记和图片：在英国就有1 560多种。每个路灯都有自己的一群竹节虫。罗纳德希望在俱乐部里找到一个女朋友。事实上成员里真有个女孩，但并不是他想交往的，因为她不是金发碧眼，不算很漂亮。大多数自闭症男患者判断女性魅力的能力丝毫不差。

四岁的塞巴斯蒂安几乎完全沉浸在自己的世界里。然而有一天，妈妈注意到，他拿了条毯子盖在在沙发上小憩的妈妈身上。超越自闭症谱系障碍患者身上典型的强烈自我中心主义、表达爱心的事例虽然很少，但不是没有。与此类似，共情的例子也存在，尽管缺乏共情通常被认为是自闭症的典型特征。其实缺乏共情在另一种障碍——精神变态——患者身上也很常见。精神变态是一种情绪障碍，会影响道德判断。然而，不同于自闭症患者，精神变态者善于读取他人心智，清楚地知道怎样去蒙蔽和欺骗别人。

西尔维娅对他人无意识，至少看起来如此。她没什么社交兴趣。她也缺乏心智化能力。她几乎不会去注意人，所以也很难说她究竟能否意识到表情,能否记住别人的面庞。

她去参加一项研究关于性别和种族成见知识的实验时,人们大吃一惊。这些成见她知道得很多!实际上,西尔维娅并不是唯一一个以这种知识让大家大吃一惊的人。参与测试的其他自闭症儿童也显示出与正常发育儿童同样深的社交成见。例如,实验者就一个男孩和一个女孩的图片提出以下问题:"这是杰克,这是曼蒂。两个孩子中有一人有四个布娃娃。谁有四个布娃娃?"西尔维娅准确无误地指向女孩。

除了性别成见(玩布娃娃、做饭、照顾他人,等等),实验也研究了种族成见。人们还可能相信性别成见是从观察中学习到的,但种族成见则不太可能基于直接经验。大错特错!黑人撒谎、肮脏、不友好,而白人诚实、干净、友好,这种联系是怎么形成的?当实验者问"哪个人偷了钱包"时,西尔维娅指向一个棕色皮肤的人。当实验者问"哪个人有很多朋友"时,和任何其他自闭症或者非自闭症儿童一样,她指向粉色皮肤的人。她是如何获得这些成见的?或许是她吸收了隐性的文化态度。这意味着这些态度对她并非不能渗透,这也提出了一种可能,即一些预料之外的社交学习类型对自闭症儿童来说是可能的,虽然尚无研究来证实。

这几个例子表明,我们的社交世界并未完全对自闭症个体关闭。我们的社交世界究竟向自闭症患者敞开了哪些方面?今后的研究或许会给出更多令人吃惊的答案。

第六章
从不同角度看世界

天才之谜

关于自闭症最令人叹绝的事实,也是所有对自闭症的虚构描述都会称颂的事实,就是天才型人才(savant talent)。这些才能即使在不说话、有严重智力障碍的人身上也闪耀着光芒。这个词源自(idiots savants),字面意思为"愚蠢的天才",它提醒我们这些天赋原本是在极低的智力水平与或许极不正常的大脑里观察到的。后来"savant"这个词用来指不论智力水平如何、拥有非凡天赋的人。天赋是自发获得的,而且通常是意外发现的。金·皮克能仅仅通过阅读就记住整本书。没人教过他这么做。我认识一个男孩,能在一整页递增的数字中极快地找出质数。其他令人惊叹的例子包括音乐和艺术作品。

图15展示了一个当之无愧的著名天才艺术家的例子。斯蒂芬·威尔特希尔绘制罗马城市风光的过程被拍摄下来,他是从直升机上俯视罗马的。读者可以从网上找到这段录像。斯蒂芬记得在这趟45分钟的飞行中看到的一切东西,花了三天时间才画出完整的全景。他首先画的不是宏大的地图轮廓和主要特

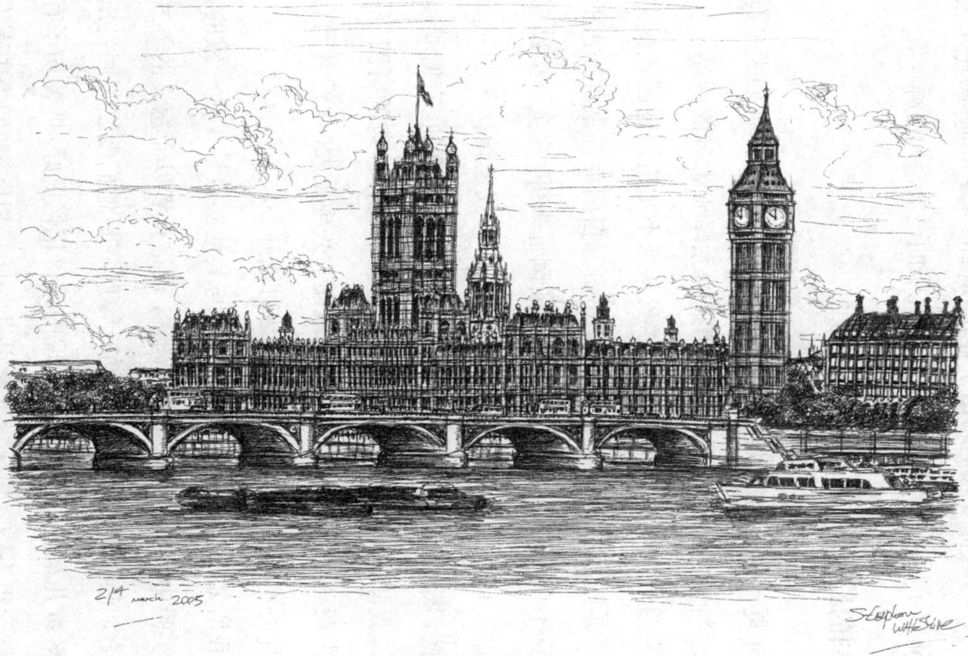

图 15 斯蒂芬·威尔特希尔完全靠记忆创作出这幅伦敦市景。斯蒂芬的画作高度精确,但也很有创意和原创性

征,而是直接从圣彼得大教堂的细节开始,教堂位于他画作的中间位置。然后他填满右面的空间,再然后是左面的空间,所有细节一丝不苟。用这种方式他画出了非常精确的画作,就像画作完全忠实地储存于记忆中一样。这种非同凡响的现象该如何解释?

出人意料的长处

并非每一个自闭症儿童都有杰出的天分。然而,他们大多有些出人意料的能力。我最近在自闭症谱系障碍患者的网站上找到了一位四十六岁女士发的帖子:"我从来不知道拼图应该根据图片而不是形状拼起来。"这与我最初研究自闭症儿童时提出的一个观点不谋而合:有些儿童能把拼图倒过来拼,完全不借助图片的帮助。这使得我做了最早的实验之一。我邀请孩子们完成一张拼图,图片的颜色很简单。有时碎片边缘是直的,有时是锯齿形的。我测试的自闭症儿童非常乐意拼有锯齿边缘的拼图,对图片毫不在意。非自闭症儿童对拼成图片兴趣更大,他们看到直边的碎片而不需要处理棘手的锯齿边时很开心。

据我所知,这项简单实验的结果与其他实验结果是一致的。在这些实验中,自闭症儿童要听词语,词语或者以无意义的方式随机组合,或者呈现为一句合适的话,听完后他们要立刻回忆出来。大多数儿童对以句子形式呈现的词语记忆更好,即使句子有点长也能记得不错。自闭症儿童并非如此。相反,他们当中有人能奇迹般记住顺序打乱的长词语串。

另一些实验表明,自闭症儿童极为擅长找到嵌在大幅有意义图片上的隐藏形状。他们当中有些人喜爱《威利在哪里？》这种书，比自己的兄弟姐妹找得更快更好。已有很多研究结果表明，自闭症儿童某些任务完成得极好，另一些任务则完成得很差。在这里也许能发现他们奇怪智力的线索，他们的智力可以同时表现得非常高又非常低。

有一种观点认为，自闭症儿童关注句子里或图片上可能无意义的线索，但不关注整个句子或整幅图片的意义。若果真如此，这就是完全不同的信息处理方式。这种处理风格会不会也是一种不同智力的原因？它能解释特殊天才？这些问题催生了弱中央统合功能理论，即第四大理论。这个理论试图解释的现象一方面在图16中得到描绘，另一方面也可从马克·哈登著作中的一个例子（第7页）看出。在这里，克里斯托弗显然没有像他应该表现的那样，在警察出现时，特别是在警察想把他带到警察局去时，非常吃惊或害怕。相反，他注意到警察外表的一些细枝末节。

> 然后警察来了。我喜欢警察。他们穿着制服，佩着号牌，你能知道他们想做什么。有一个女警察和一个男警察。女警察裤子的左脚踝处有个小洞，小洞中间有红色擦痕。男警察鞋底粘上了一大片橙色的树叶，从鞋底一边戳了出来。

兴趣狭窄与行为刻板

不同的自闭症患者都写过他们对细节的热爱及专注细节

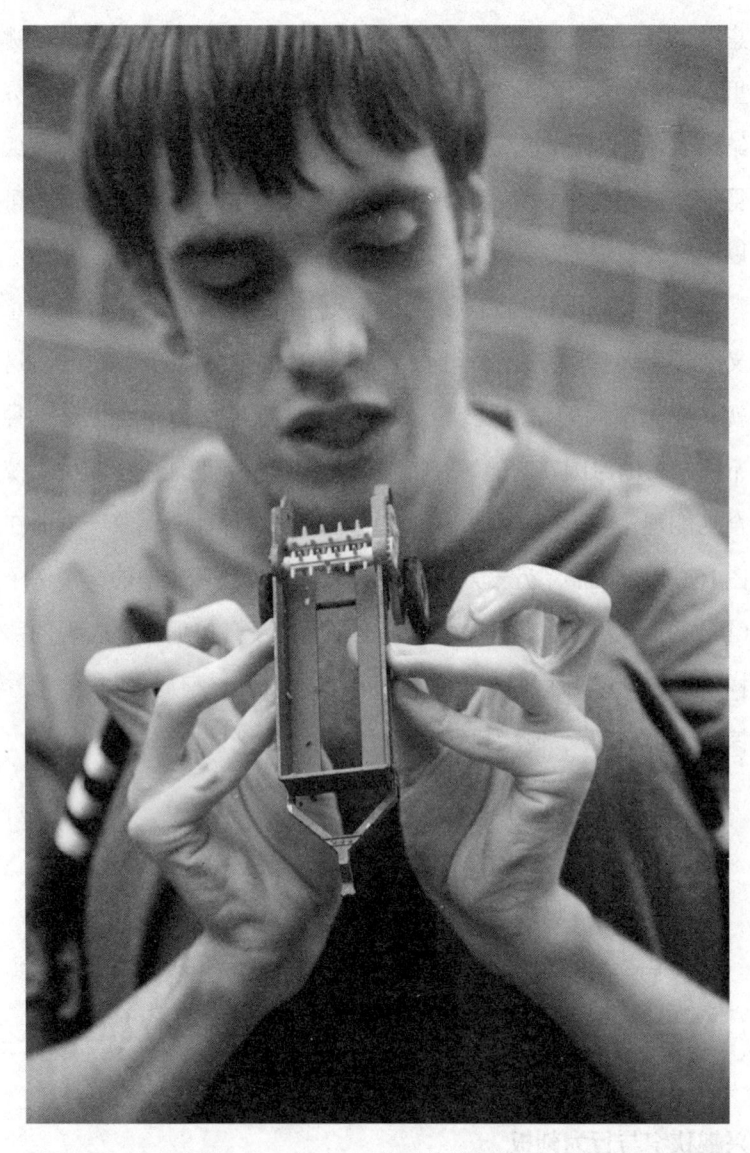

图16 当男孩看他的玩具车时,他看见各种通常会逃过我们眼睛的细节。似乎这些细节远比整个物体更重要。因此男孩不只是把玩具车当车玩,而且对它的零部件更感兴趣,特别是那些可以按、转、扭的零部件

的能力。对细节的专注兴趣在别人看起来很狭窄,而狭窄的兴趣是自闭症谱系障碍,特别是阿斯伯格综合征诊断的核心特征。

患有阿斯伯格综合征的查尔斯在一封电子邮件中写道:"我有异乎寻常的强烈而狭窄的兴趣。这是个最贴切、最明显适用于我的特征。在十一岁到十八岁间,我对数学的确有极其强烈的兴趣。从四岁半到十三岁左右,我对鲁伯特熊非常感兴趣。从七岁左右到十三岁,我对天文学非常感兴趣。最近几年,我开始对学习外语特别感兴趣。"查尔斯天赋异禀。很典型的是,他描述的各种兴趣互不相关。它们突兀地开始和结束,但很明显持续了相当长的时间。

弱中央统合

为什么会被称为弱中央统合呢?它指的是追寻意义的通常比较强的动力。如果是强中央统合,会有预设的偏好,想要观察到整体而不是部分。我们观察画作是把它当作一个物体而不是一团杂乱的线条;我们听见的是句子而不是一串杂乱的词语。整体通常被称为格式塔(Gestalt),在德语中表示整体形式。心理学家用它来解释,我们在正常情况下为什么会倾向于观察到全局的整体而不是局部的部分。只有在信息过量,你无法同时兼顾整体和部分时,才会表现出弱中央统合。

情境是描述整体即格式塔及它与局部的关系的另一种方式。情境为局部赋予意义。在非常柔和的乐章中,某个单独音符可能听起来非常响亮。但同样的音符在高亢的乐章中可能听起来很柔和。音高也如此。音高辨别力是指在无论何种情境中听出准确音高的能力。令人称奇的是,大约30%的自闭症患者,即使未经专业音乐训练,也具有音高辨别力。

弱中央统合的意思是情境的影响不大。在一个特定情境内,小部件都能看出本来的样子——完全一样——即使在另一个情境中它们看起来完全不同。对强中央统合来说,一个元素的意义会随情境不同而大幅度改变,甚至有时同一个元素在另一个情境中看起来完全不同。图17中所示的幻觉就是很好的例子。这里,中间的圆因周围圆的情境不同而看起来一大一小。事实上它们的大小完全一样。如果你感觉它们大小一样,你就是弱中央统合。你不太容易被幻觉欺骗!显然,不被整体情境影响可能是一大优点。有时,弱中央统合中的"弱"会被误解为"差"。其实,大多数弱中央统合的测试都倾向于表明好的或是优异的表现。

图17还展示出其他的视觉测试,自闭症患者在这些测试中表现良好。他们的共同点在于,他们青睐一种自动聚焦于细节的策略。这就是弗兰切斯卡·哈佩提及它的方式。关于这个观点,她已经做了非常多的理论和实验工作。例如,她表明,这种信息处理方式在相当大数量的正常人群中也很典型,在大约一半自闭症儿童的父亲和三分之一自闭症儿童的母亲身上也是如此。

弗兰切斯卡·哈佩的实验室还设计了如下任务。把句子补充完整:你去打猎,带着一把刀和_____。

如果你填"叉子",则是弱中央统合的例子,在这个例子中指跟局部元素有联系。因为刀和叉经常连在一起说。同时你还忽视了句子的整体意思。假如填的内容类似于"捉住一头熊",你

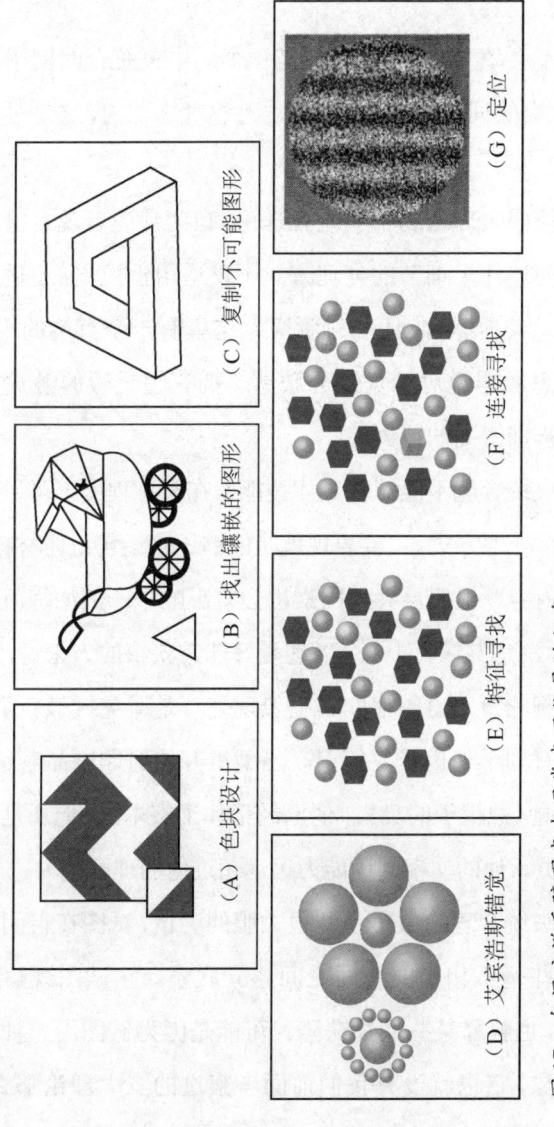

图 17 自闭症谱系障碍患者通常表现优异的任务

(A) 色块设计
(B) 找出镶嵌的图形
(C) 复制不可能图形
(D) 艾宾浩斯错觉
(E) 特征寻找
(F) 连接寻找
(G) 定位

就表现出强中央统合。另一个测试例子是："大海的味道是盐和_____。"

你会不会填"胡椒"？这又是一个弱中央统合的例子。如果填"鱼"之类的词，你就把整个句子意思考虑在内，这是强中央统合的迹象。

根据第四大理论弱中央统合理论，自闭症患者观察世界的方式与众不同。注重细节的处理方式不仅适用于视觉，还适用于听觉和语言。其他感官，比如触觉呢？这里有一个有趣的现象，很多自闭症患者据说对触觉过分敏感。拥有超灵敏的触觉也许类似于拥有辨别音高的能力。

弱中央统合能不能解释天才技能？在某种程度上可以。这种类型的信息处理方式，主要表现就是能够逐字逐句记住材料，即使并不了解内容。很明显其他因素也会有影响——例如练习。反复练习，甚至沉迷其中，对一个兴趣爱好非常狭窄的人来说，可不是件琐碎无聊的事。自闭症的典型表现之一是避免接触新事物，这一点也很有利于他们反复练习。当戴维开始对印刷品着迷时，他读了几百遍《戴帽子的猫》。他已经记住了整本书，但还是反复读书的每一页。他的文字阅读能力远远超过他的理解能力。

弱中央统合理论做了一些很大胆的尝试，试图在自闭症患者智力的一些毫不相干的方面之间建立联系。它试图既解释某些特殊天赋，也解释某些认知缺陷。可能是因为试图用一种理论解释所有现象，它也就没有我们前面考察过的三大理论那么成功，而前三种理论只考察了缺陷。

对注意力的系统研究也许会澄清弱中央统合理论考察的现象。对细节和对整体的关注也许在本质上非常不同。当注意力从注重小元素切换到注重大整体时,它发生了什么?反过来呢?研究表明,自闭症患者总体上更倾向于拉近距离放大那些小元素,但不太能够缩小画面以注意到整体。

该理论的问题

研究者已经尝试了很多任务,这些任务清楚表明自闭症患者察觉到格式塔并无困难。不过,他们有一个强化处理细节的机制。与弱中央统合相对应,这种理论叫作知觉促进增强理论。它提出,有一个独立的**优先**处理细节的机制,而并非简单地先进行格式塔处理,**其次**再进行细节处理。系统化是另一种理论,它强调自闭症患者不是只看见微小的细节,而且喜爱系统。正是这种对系统的喜爱有可能解释一些天才技能,比如日历推算。

另一种批评认为,聚焦于细节的处理方式看起来只适用于有自闭障碍的部分人而非所有人。如同其他几大理论的情况一样,这种批评并不一定是致命的:没有哪个理论可能适用于自闭症谱系障碍中的所有病例。必然有一些亚群体。

顶端的麻烦

是时候来介绍五大理论中的最后一个了——大脑执行系统出错的理论。假如失去控制,你的行为就失去边界。**你陷进去了**而且很难走出来。进一步说,你**被随机事件俘虏了**。你的行为是基于冲动，而不是基于远见和规划的。一方面，当正常路线行不通时，你不会停下来思考，去找到新的解决方案。另一方面，你**缺乏抑制**，做出社交上不能为人接受的行为。显然，如果执行系统崩溃，你在控制其他大脑系统时就会出问题。这个理论试图解释自闭症患者在应对纷繁复杂的日常生活中的压力时所遇到的问题。有人可能认为这些问题只会出现在低功能病例身上。然而并非如此，这些问题贻害很深，低功能和高功能患者都会受到妨害。

加里迫切地想找个女朋友，控制不住自己着迷一样地跟踪一个漂亮女人。有人告诉他这样做不对。女人报警了。他被严厉训斥，然而他的家人不相信他不会再犯。家人不得不严密监视他的行动。为什么他不能抑制自己完全正常的冲动呢？

神经心理学家对这类问题并不陌生，大脑额叶受损的患者就会如此。额叶受损的患者会让人很困惑。在常规的智力测试中他们得分很高，但在日常生活中，他们会做糟糕的决定，不会做合适的规划，总体上表现出无法使用智力来适应环境的特点。

大脑额叶的作用是做出高级的执行决定。每当惯常行为不得体或是需要被打断或否定的时候，这些执行决定都非常必要。这里列举一些日常生活中的典型问题，它们全部与高级控制系统受损有关。

陷进去了

有一个人叫迈克尔·布拉斯特兰德，用他给出的他儿子乔的例子来说明这个问题再合适不过了。在很长一段时间里，他只吃一种牌子的乳清干酪和菠菜意大利面。即使很饿,他也会拒绝其他食物。他急于吃到这唯一的一种食物,有时甚至等不及煮熟。布拉斯特兰德还讲到乔会坚持一遍又一遍重复看录像。这个故事令人苦恼的一面在于,乔在很多方面表现得像是一个成瘾者。他看录像上瘾。一旦看不到录像他就无法被安抚。然而,他看录像时,也不是很开心。乔的父母对他的这种渴望和他对新事物的极度排斥不知所措。幸运的是,乔长大后去了一所特殊学校,这些问题得到缓解。最终他学会了吃其他食物,也学会了享受丰富多彩的活动。

被偶然事件俘虏

"每当鲍勃路过一所房子或者一座其他建筑,看见开着的门时,他就要走进去探寻一番。无须赘言,这种行为经常会导致令人不愉快的冲突,但很明显,虽然每次他都很惊讶,却从来没学会吸取教训。"这通常被称为刺激驱动行为,这是一个例子。然而,我们完全正常的日常行为大多数都是由刺激驱动的。与自闭症患者的不同之处在于,我们能让行为处于控制之下。对一个自闭症患者来说,被某种以前触发过其行为的事物偶然触发时,想要抑制某些行为需要付出巨大的努力。

缺乏抑制

马修的妈妈跟我讲,她每天处理垃圾时都要跟他大战一场。马修不同意扔掉任何东西,连信封、包装纸都不能扔掉,更别提报纸和塑料袋了。这种问题有时在因中风导致的大脑额叶中部受损的患者身上也能看到。这些患者在导致损伤的事故发生之后开始搜集无用的东西。这并不意味着大脑的这些区域是搜集行为的基础。相反，这些区域是**抑制**搜集行为的基础，而这些病人在抑制方面有问题。在老鼠的大脑深处——人类大概也是如此，存在着一些区域，我们称作皮质区，负责驱动获取和搜集行为。这种驱动在正常情况下是受控制的，能保持在合理的边界内。但这需要完好无损的额叶。

灾难地带

每当肯需要自己去买东西时就会感到压力很大。即使他列了清单，尽量不被吸引去购买不必要的物品，还是会出错。有一天，他要买的那个牌子的麦片不在平常所在的货架上。他十分恐慌。肯不知道还能去问售货员会不会添货，或者它是不是被放到了其他货架上。以前他听别人说过，不能问售货员问题，不能麻烦他们。所以他就回家了，极其沮丧。这个例子相对温和，但能让我们略略理解为何许多需要灵活应对的日常生活事件成了主要的压力点。这种不寻常的思维灵活性的缺乏，让他们的生活困难重重，即使对那些在其他方面能力很强的患者来说也是如此。

额叶很大，所具有的又是监管功能，所以额叶功能受损的后果既微妙又深远。当患者不得不自发行动时，或是处于新的或非结构化的情境中时，会遇到各种障碍。对肯来说也是如此。当熟悉的惯常程序被打乱时，他就手足无措了。在这种情况下，他还

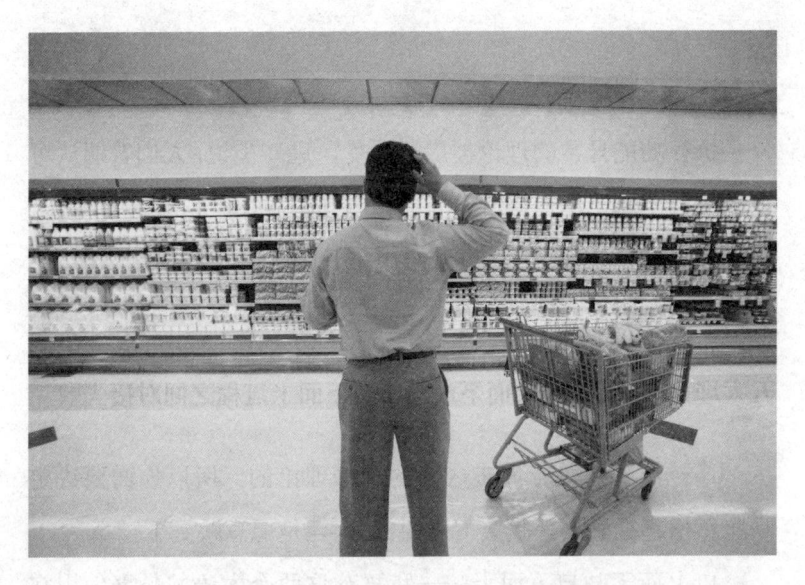

图18 在超市里执行功能受到严重挑战,因为需要在预算范围内做计划;需要抵制冲动型购物;需要抑制对特价的响应;需要为无货的商品找到替代品。自闭症个体发现这种情形会造成巨大压力,但他们可以遵循确定步骤行动

会变得暴力。

尽管有许多证据显示这些问题与额叶功能弱有关,尽管他们与额叶功能受损的患者行为非常相似,但至今人们并没有在自闭症患者的大脑额叶中找到缺陷。没有可见的解剖学上的异常。但额叶功能弱可能是由别处的问题造成的,或者是由与其他大脑区域的联结问题造成的。人们正在开展研究,以确定当人们用扫描仪探查时,自闭症患者的大脑额叶在执行不同任务时是如何运作的。有一点已经很明确:虽然看上去非常健康,但功能并不正常。它们似乎是以不寻常的方式组织的。

该理论的问题

执行功能异常的理论被广泛接受。进一步说，人们普遍认可大多数自闭症个体在日常生活中会遇到困难。但有个主要问题：这个理论非常宽泛，或许可以应用于几乎全部神经发育障碍，而不仅仅是自闭症。

五大理论的关联：自上而下过程和自下而上过程之间对接失败

这一部分是关于尚未成熟的一些理论的。所以你需要决定是愿意撸起袖子加入我接下来的部分，还是愿意跳到下一章。

自上而下与自下而上——我喜欢这两个术语并频繁使用它们。我认为它们抓住了心智/大脑如何运作的非常重要的方面。这两种过程在我们觉知周围的世界时都必不可少，最重要的是使我们的知觉有意义。以下是可能会发生的事情的简化版。

我们想象一下大脑分为两个系统。一个系统用来发送从外部世界搜集来的货物，另一个系统用来控制下一步行动。粗略地说，大脑后部被发送过程占据着，而控制系统则在大脑前部。发送系统自下而上运作，而控制系统自上而下运作。两个系统都发挥作用，但必须协同运作。现在让我们假定在自闭症大脑中它们不合作了。假设是自下而上的系统运作正常，允许优先发送信息和优先执行不涉及控制系统的任何任务，但控制系统运作不正常。似乎对所有五大理论都是如此。

当我在一次会议上陈述此理论时，一位阿斯伯格综合征患者站起来说，他要写信给我。他的短信如下："经验告诉我绝不该试图理解任何事情。那只对神经正常的人有用，但你需要自上而下地思考来让它运作。还是分析和计算对我们更有用。"他总算是理解我了：他把自上而下的控制比拟为理解，把自下而上的发送比拟为分析和计算。

自上而下的系统究竟重要在什么地方？已有众多来自知觉神经科学的证据表明，对于自下而上进入大脑的信息，大脑以自上而下的信息调制方式运作。并不是进入大脑的所有信息都具有同等的价值。自上而下的控制系统需要把好的和坏的分别归类，再把这一点传达给发送系统。它发送信号，使有用的信息被增强，无用的信息被压制。自上而下的系统控制发送系统的一种方式是通过它预先的期待实现的。这些期待受文化浸染，受我们与他人的社会关系影响。这就产生了前面三大理论。

厨师和食客

让我们想象有一位非常挑剔的食客，坐在楼上餐厅，还有一位异常忙碌的厨师，在楼下马不停蹄地忙着。厨师提供给楼上的大多数食物都被拒绝了，食客认为值得食用的只有最精细的几小口。食客有些特别偏好，自然希望能影响厨师，让厨师只使用他最喜爱的原料。他让厨师知道，如果吃到最优质的新鲜白芦笋，他总会开心。然而厨师需要用市场能提供的原料做菜。

食客如何跟厨师沟通？当然是通过服务员。服务员工作难做。他不得不向厨师传达食客的过分要求。他也不得不向食客传达一些厨房里的现实情况。他希望至少有时食客的偏好能匹配上厨师当天做的招牌菜。

服务员不得不在两种关注之间耍点手段，一边是厨师的典型关注，一边是食客的典型关注。一方面，厨师的关注完全取决于他从市场上获取的食材。例如，去市场时他会抵挡不住一篮篮多汁鲜美的草莓的诱惑。无论如何，他都会被吸引住。然而，进入厨师法眼的有诱惑力的食材总有很多。随后，这些食材按各自的方式自动被准备好：切碎、切丁、削皮、蒸、烘烤、白煮或是煎炒。

另一方面，食客的关注是从内部产生的。他从不去市场，但用记忆和从其他食客处获得的知识来要求得到特别的、通常还新奇的食物。举个例子。另一位食客打电话给我们这位食客，诱使他点风靡一时的鸭蛋。服务员立刻行动，告诉厨师。当食客想要煎鸭蛋时，厨师必须停止使用鸡蛋，拿出鸭蛋。

有时，双方合作良好。当厨师给出食客想要的煎蛋时，食客的喜悦溢于言表。有时自上而下的关注与自下而上的关注互相较劲。食客大叫要芦笋，而厨师正忙着灭厨房里的火。在这种情况下，食客得不到想要的。然而，他现在可以订一个更加高效的灭火器。

这则寓言解释的是大脑的控制和发送系统的互动。两者中哪一个都不比另一个更重要。最后一个例子表明，控制系统不能够改写发送系统中的紧急情况。然而，它可以采取行动防止紧急情况再次发生。我的假设是，在自闭症中这两种大脑系统的互动运作不好。这究竟是谁的过错，漠然的食客，热心过头的厨师，还是莫名其妙的服务员？他们都有可能出错，但我个人倾向于认为是食客的错。

自上而下的调节

在视觉观察的自上而下的控制中，大脑里究竟发生了什么？大脑影像实验给了我们一些线索。在这项实验中，人们事先得知他们的注意力要集中在屏幕上。屏幕上一对对图片飞快闪过。重要的是，受试者只能看见它们，也只在这时他们才事先得知应该看哪里。现在图片是面部或者房屋。这个选择很聪明，因为看房屋和看面部时的大脑活动区域在不同地方。这是从其他实验已知的。在这项实验中，当闪过房屋或者面部时，这些大脑区域确实变得活跃了。并且，当受试者的注意力被引导至它们一会儿将要出现的位置时——通过测试人员提示——这些区域变得更活跃了。换句话说，自上而下的注意力增强了大脑活动。自闭症患者也参加了一模一样的测试并接受了大脑扫描。他们表现出少得多的活跃度提升。这项实验直接证明，在大脑层面，自闭症缺乏自上而下的调节。

难以调节注意力的人更可能被外部刺激吸引注意力。同时，他们又发现很难强行移开自己的注意力。这可能就是为什么乔一直都吃同样的食物，为什么爱德华的兴趣狭窄而受限，以及为什么戴维有着惊人的记忆力但不求甚解的原因。

缺席的食客

这其实是个相当冒险的理论——我把这部分写出来仅仅

是因为我希望能找到这个问题的答案：在自上而下过程中这个"上"究竟是什么？我即刻的简短回答是，自上而下中的"上"其实是**自我**。这个自我其实就是我先前故事里提到的食客。食客有特定的偏好和期待，永远影响着从厨房给他呈上来的东西。所以自我是有偏好的，会影响大脑如何处理信息。食客挑选他希望尝试的食物。自我决定对什么感兴趣，对什么没兴趣。缺席的自我是自下而上和自上而下的处理失衡的特征之一。

假如食客缺席，人们会以为厨师不再受到上层的奇怪要求的阻碍，能够完全利用手头的食材，烹制出最美味的饭菜，完全能用他独特的切碎、切丁、削皮、蒸、烘烤、白煮或是煎炒技巧，做出他最擅长的菜品。这是理解天才技能的一种方式。

但其中难道没有问题吗？乔坚持只吃一种食物是怎么回事？这难道不是表明他有非常强烈的自我？或者打个比方来说，这难道不是因为有一位有着强烈预先设定的期待的食客？我不这样认为。毕竟，如父亲迈克尔·布拉斯特兰德所描述的，乔的这种期待毫无理性。他的反应也是极其刻板的。对我来说，这意味着简单的关联学习或工具性情形。在这里，命令链的顶端是孤立但根深蒂固的对刺激的回应，这个刺激曾经让他满足。这还是厨师在孤军奋战，做他最擅长做的食物。但没有目的，因为上层没有食客。

这里我们需要回忆食客的另一个特征，他的社交兴趣以及与其他食客交流的能力。他想吃什么，并不只是随意做出决定，而是根据目前流行什么来做决定。我们可以想象一个食客并未经常缺席,但他不跟其他食客交流。

一些初步结论

在本章中,自闭症的无社交特征被放到聚光灯下。这既有优势也有弱点。第四大理论叫作弱中央统合,它使我们赞叹自闭症患者的优势,也使我们信任他们的特殊天才。第五大理论通常被称为执行功能失调,它关注他们在应对日常生活时面临的无尽困难。

我对比了大脑中一个系统的优势——和信息发送有关,与另一系统的弱点——和信息控制有关。有证据表明,大脑的控制系统有弱点,但发送系统有优势。

在本章的最后一部分,我努力推测在自上而下过程和自下而上过程之间有一种失衡。但还有很多问题。为什么自闭症患者的表现方式各异呢?为什么他们不能分享其他人的社交世界和物理世界?我认为应该归咎于大脑的自上而下的控制系统,问题出在一个缺失的自我,至少是一个缺乏与其他社交个体进行正常互动的自我上。

最终会不会形成一种令人满意的理论,来解释自闭症那典型的沉迷和缺乏灵活性的特征?也许会的。那个缺失的自我的概念,能不能解释自闭症典型的自上而下的控制和自下而上的发送之间的失衡?可能,也只是可能而已。

第七章
从理论到实践

三个盒子的游戏

在探索自闭症的过程中,黛安娜调查了很多事实,看见了自闭症的多面性,学习了那些试图深入自闭症患者心智里的心理学实验。这些加起来能得到什么?有没有一个大一统的理论呢?很不幸,还没有。自闭障碍的各种症状相去甚远,纷繁复杂,尚无令人满意的单一描述出现。

然而,黛安娜想要梳理好她已经学习到的东西。她仍然深深为之着迷,思索着是否应该自己做点关于自闭症的研究。以她自然科学方面的背景,她有很好的知识储备来学习神经科学的必要技术。把她现在所知的都糅合起来,这主意不错。这样她就能看出还缺少什么,以及在未来还需要做哪些事以便能更全面地描述自闭症。

这里给她一点帮助。首先,黛安娜必须梳理一下她已有的许多知识碎片。简单的小诀窍,可以给她的梳理过程提供莫大帮助:把知识碎片放进三个盒子里。三个盒子分别是:**生物学**、**心智**和**行为**。每个盒子对应一类特定的知识:生物学盒子里是目前已搜集到的关于大脑和基因的知识；心智盒子里是从有关心智的实验研究中得出的结论；行为盒子里是行为方面广为接受的事实。在每个盒子中，她可以把她所了解的事情列出来。

这个梳理操作中不同寻常的一点是，心智盒子是另外两个盒子之间的核心关联。在行为盒子里，黛安娜有一系列自闭症标志和症状，形式多样，变化多端。第一章和第二章讲述了很多这类事实。在生物学盒子里，她有一系列事实，有些事实在第三章和第四章中有所呈现。

心智的盒子装满了在前面两章讨论的各种理论。这里我们放的是理论，而非事实，这无可厚非。这些理论都经过各种测试，绝非凭空而来。这些理论我个人敢打赌能历经时间考验，它们背后都有坚实的实验研究支持。这些特征的神经学基础已有明显的迹象，但只是迹象而已。黛安娜很心动，想去亲自做点这类工作。

我们在生物学的盒子里找到了什么

对于自闭症的成因，黛安娜已经列出长长的影响因素清单：发育不稳定、遗传倾向、变异、环境风险、概率和事故。这些不同的可能性不互相排斥，也不互相孤立。相反，它们可能结合起来，导致自闭症谱系障碍的多样性。然而，看起来很难在基因层面辨别不同的成因。不同的成因可能会最终影响同一条路径，导致相似的大脑-心智异常，以及相似的迹象和症状。

对自闭症大脑我们还知之甚少。自闭症儿童有更大的大脑，但不是出生时就如此，而是在一岁之后才被观察到有段快速增长期,而在大约八岁又渐趋正常大小。这个事实可能与神经联结的消长有关:神经联结先是大量增生,随后被猛烈地修剪。这些极度复杂、动态的过程中的失调,可能是众多不同成因的最终共同路径。

我们在行为学的盒子里找到了什么

黛安娜回忆,自闭症目前是通过行为表现确诊的。这里她列出了自闭症的核心特征,及其他常见特征,比如过度敏感和言语重复。行为特征是有问题的,因为它们因年龄、能力,以及其他许多因素不同而不同,而这些因素导致的不同并不是潜在疾病的一部分。并没有一套自闭症独一无二的行为,如果是那样,就能清楚无疑地诊断自闭症了。两名儿童,即便他们的自闭症是由相同的生物学因素引起的,也可能看起来不同。每名儿童都会表现出不同的行为方式。它取决于很多因素,比如他们自身的内心力量、教育程度,以及从外部世界得到的支持。我们很欣慰地得知,支持性的教育环境会产生很大的影响。它甚至可以掩盖现有的问题。这些影响具体是如何运作的?我们仍不清楚。

我们在心智的盒子里找到了什么

很明显,五大理论应该放在心智的盒子里。这些理论能够把行为盒子里的碎片拼凑起来,尽管那些碎片原先看起来互不相关。黛安娜立刻就明白,如果她进一步搜寻,还能发现更多的类似理论。但五大理论是不错的开始。心智的盒子会很有用,因为她可以把以后听到的关于自闭症的所有观点和理论——甚至她自己创造出来的——都临时倒进来。重要的是，一旦承认这些理论，就必须进行一些审查，并进行严格的测试。缺乏社交驱动的理论令人信服，心智化的理论有点奇怪，碎镜理论很新奇，它们都要解释自闭症特征的不同方面，此特征即交互式社交的缺乏。弱中央统合理论试图解释天才技能及整体看待世界的不同方式。弱执行功能理论试图解释自闭症的所有日常困难。总而言之，五大理论一起能够解释自闭症的很多令人费解的现象。进一步说，它们为有可能出错的内在神经机制提供了研究线索。

这些盒子如何拼装

令人沮丧的是，究竟是什么导致自闭症这个问题还没有答案。风险因素非常多，遗传的、环境的都有。这些因素的影响对于心智和对于大脑是一样的。最终受到影响的可能是同一条大脑/心智路径。这一点的意义非常重要。虽然自闭症的成因多种多样，但就导致行为的类型而言，它们有共同点。这是一种认知表现型。也许有不止一种共同路径，不止一种认知表现型。如果自闭症谱系的不同亚群体被分别出来，情况可能就是这样。

假如这五大理论的每一个都定义一种认知表现型呢？基本上，你可以想象一种认知表现型适用其中一个理论。可能这种划分会让探究自闭症成因更简单点。有没有可能存在五种类型的自闭症？有可能。但还有一种可能。五大理论指出的错误会全部混合在一起，就像蛋糕原料一样。原料以不同的量加进去，有些原料还是可选的。可以想象，不同的混合方法将会呈现出自闭症谱系中不同的点。

我们再次以心智化为例。一种心智化的错误是否就能定义自闭症谱系中的一个亚群体？哪些类型的**自闭**行为是它能解释的？它能够解释核心特征，即不能够参与真正的交互式社交和交流。这包括了一大类行为，我们在前面的章节已经谈过它们。它适合我们三个例子中的每一个，尽管戴维、加里和爱德华在自闭症谱系当中处于相当不同的位置。

在每个例子中，患者的能力各不相同，他们所受教育和得到的帮助也完全不同，那又如何辨别他们的心智化错误呢？你需要一系列的测试。但它们还不存在。这些测试必须难度适中，必须可靠且必须最终与实际生活行为相联系。个体病例原则上可以用大脑成像来评估。既然大脑的心智化系统是孤立的，那么这个系统中的功能异常应该是可见的。已有的结论表明，这个系统各部分之间的联结应该较弱。

我们来看另外一个例子。戴维、加里和爱德华表现出弱中央统合的一种认知表现型吗？这个表现型代表了一些个体，他们偏好将注意力集中在细节上，且不容易分心。这里又需要一系列的测试——难度适中、可靠和有效的测试。这些测试很可能包括注意力测试和智力测试。毕竟，弱中央统合理论的目标之一是解释智力的不均衡模式。我们怀疑加里没有这种表现型——他并没有出色的能力，兴趣也不狭窄——但戴维很可能有。比如，他在拼图游戏中表现出色。对爱德华来说，在他最好和最差的表现当中我们也会发现巨大的差异。特征大脑激活模式的测试还要寄望于未来。人们也许预计他们会表现出联结错误。这可能意味着大脑相距较远的区域之间联结太少,而邻近区域之间联结过多。可以用交通类比:没有大的城市间干道,但有大量的本地小路。

对黛安娜来说,这些盒子开始关联起来。联结错误有可能是造成缺乏心智化、缺乏社交驱动、碎镜系统、弱中央统合和自上而下的控制困难的原因。

大脑中的联结和联结错误

让我们假设,在自闭症大脑中,线路交错。例如,在正常情况下,当人们读取心智时,大脑的若干部分即刻活跃起来,同步工作。对自闭症来说看起来并非如此。可能读取心智的不同大脑部分之间的联结之所以很弱,正是因为在这些相距较远的区域之间干道联结太少,这些区域有的在大脑中央,有的在两侧,有的在后部。

自闭症是一种神经发育障碍,它看起来是由大脑发育的混乱引起的。这一点现在对黛安娜说得通了。但她需要进一步论证。混乱可能是由特定神经联结缺乏修剪造成的。她不得不考虑另一个问题:为什么自闭症从出生后第二年才明显起来?她想知道在出生后第二年大脑中哪种联结增多了?我只能猜测,令人信服的结果应该是控制系统中的各种联结。从动物大脑可视部分的运作我们知道,发送系统的自下而上的联结是准备好、等待着的,远在控制系统的自上而下的联结成熟之前。

· 111 ·

让我们假设，正是自上而下的联结先增多而后被修剪。有可能在自闭症当中，恰恰是这些联结没有在恰当的时机被修剪。如果是这样，它将能一举解释三件事情：发送系统出色的知觉能力；受阻的控制系统受限的调制能力；自闭症症状于出生后第二年开始出现。它还可能解释在一岁后自闭症大脑的增大。

黛安娜决定开展一个好的研究项目，尝试操控一个发生联结错误的大脑，比如用一只老鼠做实验。它是如何起作用的？她将如何测试老鼠？它的能力应该是不均匀分布的。它应该是某些任务完成得好，而另一些任务完成得不好，特别是那些需要自上而下控制的任务，以及那些需要精确社交感的任务。

黛安娜已经决定着手解决这个问题，我深感欣慰。任务类型正确的话，应该有可能显示大脑中一些系统在正常情况下协同工作，但在自闭症大脑中它们之间联结更弱。我相信最终自上而下的这个"上"必然被辨别出来，它正是负责控制的部分。我自己已经想过，这是不是自我的一种形式。这个自我在自闭症中是缺失的吗？这会揭示自闭症这个词的深层含义吗？毕竟自闭症这个词的英文"autism"来源于希腊语中表示自我的词"autos"。我还给不了答案。然而，我满怀希望地期待迎来下一个实验研究浪潮。

自闭症谱系概念的冲突分歧

在写作这本书的过程中，我一直强烈地意识到使用例子时的矛盾，例子有时是严重的典型自闭症病例，有时是功能非常高的病例和阿斯伯格综合征病例。儿童和成人的病例也有很大区别。

关于患上自闭症是什么感觉的那些逸事，全部来自高功能的成人。因此有一种危险，即对自闭症谱系障碍的观点在很大程度上向谱系中的这个部分倾斜了。一方面，称这部分人症状轻并不一定正确，因为这些人也有障碍。他们的问题只是有时被补偿效果掩盖了一点而已。另一方面，他们的自闭症特征与典型病例相比的确要轻一些。

在我已经描述的研究中，实验通常依赖那些正常或高智力水平的参与者，因为那些技术和任务都对受试者要求很高。这些实验已经揭示了一些振奋人心的结果，所以大量描述这些实验，我问心无愧。我记起我了解的典型病例，看起来五大理论全能派上用场来解释其行为，这些理论似乎能同时适用。但当我研究高功能病例时就不一样了。这时我感觉对个体病例来说，部分而不是全部五大理论可以用来解释他们的困难。

所有这些使我思考，在未来的研究中，人们可以就重症自闭症提出单独的问题，重症自闭症通常伴随着智力障碍，而轻症自闭症通常没有智力障碍。把对一个群体的研究成果推广到另一个群体似乎不大可能，因此很明显有必要单独研究这些亚群体。我们就从那些高智力的患者开始吧。

在整本书中我们有过大量机会来看特殊人群的例子，他们有自闭症但能跟我们讲述他们的经历。坦普·葛兰汀就是这样的人。她作为作家、演讲家和动物行为研究者而广受褒奖。坦普·葛兰汀的网站展示了她许多令人惊叹的才能。她能说出来高功能自闭症意味着什么，她强调思维方式的某些优势，她说

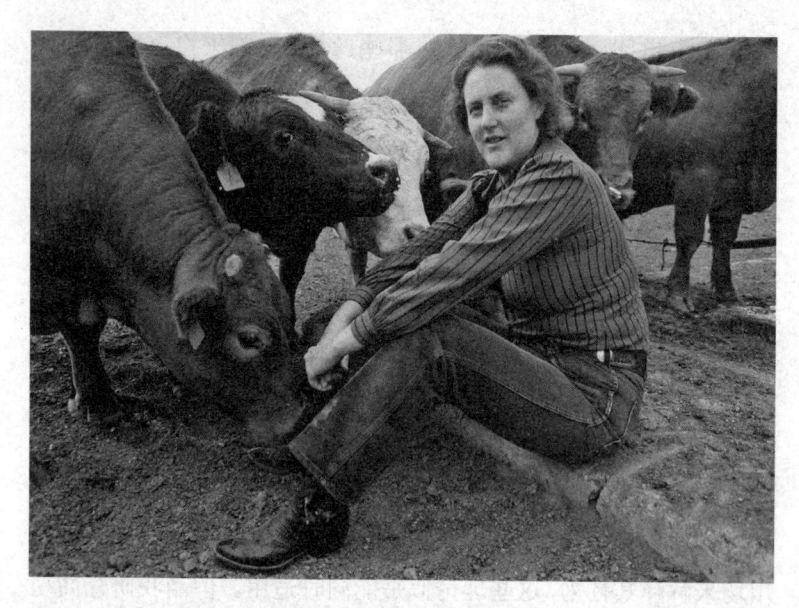

图19 坦普·葛兰汀是有杰出成就的自闭症患者的代言人。她写过几本书,讲述患有自闭症究竟是什么样的。她设计了牲畜设备,并对动物怀有特殊的热爱。她在《翻译动物:利用自闭症之谜解码动物行为》(纽约:斯克里布纳出版社,2005年)一书里讲述了这些经历

她的思维方式是视觉思维。她对能够自立很满意,也证明了即使没有参与交互式交流,也可以过上充实、实现自我的人生。坦普·葛兰汀并不是唯一把自己的生活、兴趣和心路历程写出来的自闭症患者。现在有很多书,其极富才华的作者从第一人称的角度来揭示患有自闭症究竟是什么样的。

假如你遇到坦普·葛兰汀这种人

这有点像遇到一个明星。更有可能的是你会碰到像爱德华这样的人,他的事例我们已经反复提及。你有可能**不会**立刻注意到

爱德华有什么"不同"。然而,对爱德华来说,看上去正常和表现正常是付出了巨大努力的。你可能很惊奇,当你们只是随意聊天时,他竟然非常焦虑甚至快要晕厥。在他的心中,任何事都可能发生。你可能会突然变得有敌意;你可能会突然提出不合理的要求。你可以听凭这样的事发生,只需耐心聆听,做出肯定性的评论。通常来话,你的直接和坚定会有回报。爱德华很可能不会将礼貌的暗示当作停止谈论鸟蛋的信号。假如幸运的话,爱德华会在研究机构找到一份工作。他甚至可能在数学的某个领域做出重大发现。

要当心。被诊断为自闭症的一些高功能患者有可能其实并不属于自闭症谱系,而是有其他某种人格问题。当然他们会让你相信,他们患的是阿斯伯格综合征。但你要能看出绕圈子的危险。要想跳出这个圈子,努力了解自闭症谱系的边界很有必要。

假如你遇到某人既有自闭症又有智力障碍

当你遇见四十岁的西尔维娅时,非常不同的事情会使你震惊。你会立刻知道她有"特殊需要"。西尔维娅患有典型自闭症,表现淡漠疏离,坚持一成不变。她有天赋也有困难。她在一所特殊学校里表现不错,不幸的是,在青春期她的行为问题更严重了。她还患上了癫痫。随着体力增强,她不理解某事时就会沮丧,导致毁物和伤人伤己。她现在需要持续接受监视。对于自闭症只是不同而不是障碍这种说法,她的家人连理解的时间都没有。他们感觉这种说法简直是残忍的嘲讽。毫无疑问,自闭症已经严重损害西尔维娅的生活。但我们是否应该为她的命运伤心、哀叹？未必。西尔维娅只是很模糊地意识到自己的问题，而且她和任何一个生活在有爱的环境里的人一样快乐。

加里又如何呢？你当然知道他有点古怪。你可能因他的邋遢外表和粗野行为对他退避三舍。你遇见他时，很可能认为他是个流浪汉。他经常抱怨没有得到公正的机会，但其实，只要让他安静下来他还是相当满足的。自从加入阿斯伯格综合征互助组，他已经找到与他相处时感觉舒服的人，找到可以做朋友的人了。他甚至还在互助组里找到了女朋友。他可能永远找不到工作，当他不能再住在家里时，他将依赖社工服务来获得住处和帮助。

患有自闭症谱系障碍需要花费多少？

健康经济学家还真算出来照顾一位自闭症谱系障碍患者一生需要花费多少。在英国，一位高功能自闭症患者据估算要花费290万英镑，而低功能患者一生则需要470万英镑。现在大多数资金都花在生活辅助上。然而，在很多情况下这还达不到理想的生活所需。社会服务和特殊教育长期缺乏资金，还很容易把更多资金花费在促进和提高它们的工作上。

估算经济负担是一回事，人工成本又是一回事，而且完全不可能估算。很明显，减轻自闭症造成的负担势在必行。

教育和康复

将高功能和低功能儿童分开教育的实践指导已有很多。幸运的是，对重型自闭症儿童也有了有效的教育项目。我提过应用行为分析疗法。在这里,合适的技能和行为是通过学习理论原则教授的。音乐疗法和艺术疗法也都有其益处。语言疗法可以极大帮助改善发音和语言使用状况。各种疗法都不是听上去的那么简单,因此需要训练有素的治疗师。通常还需要将好几项技术结合起来才行。一个有天分又投入的老师或是父母会带来很大改变,这同时也意味着,我们并不真正知道神奇成分究竟是什么。

有些技术中含有强度非常高的社交情感互动和游戏。例如,有一种比真实生活场景更夸张的互动,为增强效果,他们像母亲对婴儿那样,使用变调的声音和面部表情。对年龄稍大的儿童和青少年,社交技能训练很受欢迎,效果明显。能引起兴趣的资料随处可得,例如有些动画片和电影非常清晰地呈现了情感的表达。

一个例子是《托马斯小火车》。这是一本颇受儿童欢迎的书,而且看起来是自闭症儿童十分喜爱的。父母认为,小火车们清晰的面部表情和简单的社交故事解释了诸如合作、竞争、骄傲、焦虑及嫉妒,看上去非常适合作为教学辅助工具。"小火车们的名字是他在会叫妈妈爸爸之前就会说的第一批单词。"为数不少的家长如是描述。

我们很容易访问剑桥自闭症研究中心的网站,它就是用了小火车的创意,起名叫"运输者"。这些改编过的故事里的主人公,被用来辅助教授社交技能和社交信号。这些主人公展现了清楚、简化的表情。设计简洁,故事简单,这似乎才能强化学习,寓教于乐。

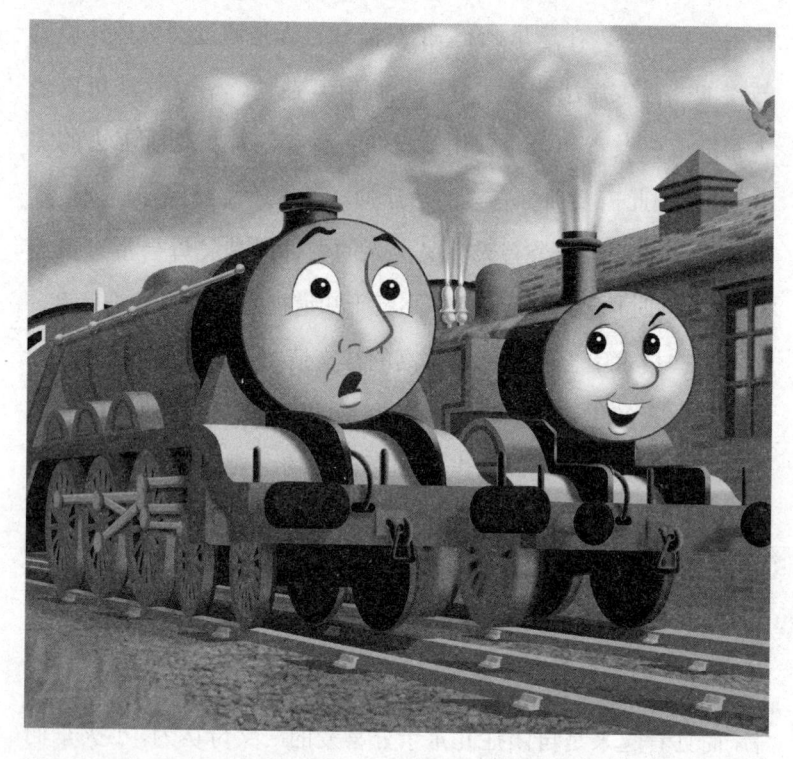

图20　W. V. 奥德里为孩子们写的小火车系列童书。《托马斯小火车》在1946年出版,一直享誉世界。自闭症儿童被火车的图片吸引,它们有独特的个性和传神的表情,儿童能通过故事学习社交信号

我们需要什么样的教学和社交帮助?

关于未来人生的教育、工作和住房的决定并非一劳永逸。在讨论自闭症患者的需求和权利时,人们常感困惑,因为自闭症谱系极为宽广。不可能做出适用于所有人的普遍规定。他们需要的服务多种多样,数目庞大。

教育方面也是如此。有关特殊需求学校和融合教育的讨论

从未停止过。父母可能很希望让孩子上常规学校,认为那才是孩子——纯粹出于要与其他孩子相处的需要——学会适应并学习社交技能的地方。如果与别的孩子在一起就能学会社交就好了!相反,大多数自闭症儿童在特殊小组或特殊学校中,接受一位专业教师在平静且高度结构化的环境里的教学,才能获益。但对这一点并没有达成共识,辩论仍将持续。自闭症的表现太多样,给每个儿童制订单独计划可能更合理。

药物治疗

针对自闭症的药物治疗并不存在。然而,伴随症状,如癫痫、重度焦虑或抑郁等可以通过用药来控制。对自闭症来说,如正常发育一样,也很有必要警惕各种身体状况。很多疾病发生在自闭症儿童身上的可能性异常地高,例如胃炎和过敏。这类疾病有很多是可以治愈的。

如果患有胃炎但并不知道如何表达,那么儿童可能会表现出一系列的行为问题,比如咬人、尖叫。如果炎症能用恰当的药物治疗,孩子会平静、快乐得多,即使交流的深层问题并没有消失。

食疗干预有一些狂热的支持者。对食物过敏的糟糕反应也可能对行为有影响,因此考虑过敏的影响很有意义。然而,只有部分自闭症儿童可能会过敏。

骗子们

只要存在治愈自闭症的需求,就总会有人说他们能提供治愈方法。我们自然不会说自闭症是像肺结核一样的疾病，可以用现代药物治愈。如我们在第四章中所讨论的，自闭症在很大程度是一种基于基因的疾病，行为表现形式如彩虹般有各个不同的方面。自闭症也并非总是一种障碍，一种负担。对这些病例来说，想要治愈他们显然很荒谬。但对残障严重的那些病例来说，希望能减轻或预防症状并不荒谬。然而，我们还没有恰当的知识来做这些事。任何承诺有捷径可走的人，不管是通过特殊饮食补充还是什么养生法，都有骗子的嫌疑。幸运的是，已经有一些网站，警告大家注意有潜在危险的以及未经验证的治疗方案。

假如你是父母、照料者，或是教师，有一点值得了解。发育是非常强大的力量。随着时间的推移，在行为、社交技能和语言方面不断进步是顺理成章的事。对自闭症儿童来说也是如此。这些进步的发生可能并不需要做特别的事情，不需要高于正常水平的照料和支持。有可能教育项目可以取得比期待中的更显著的进步。然而，评估这些项目极其困难。只有好的做法，但没有公认的最佳做法。

压 力

不会交流、不能参与交互式交流，还有刻板的行为方式和沉迷的倾向，要照顾这样的孩子，很明显对任何家庭来说都是沉重的负担。甚至对那些拥有丰富物质资源，拥有能提供服务的社区网络的家庭来说，仍是项十分艰巨的工作。你还可以想想自闭症儿童的兄弟姐妹。

只要你不责怪他们使用一些手段去控制紧张局面，父母就很感谢你了。当你看见一家人挣扎着坐飞机旅行，而他们的自闭症孩子非常执着地要喝饮料，请同情一下他们。是的，他们极有可能已经想过给他饮料喝了！但不行，并非他们冷酷，也并非他们给不了饮料。毫无疑问，他们根据以往的经验已经深知，必须无视这种重复的要求。

对这样的家庭来说，主要压力并不来自"其他人怎么想"。他们可能对别人的不满和更明智的建议已经免疫。主要压力完全来自关于自闭症的尚无答案的问题。连这样的情形是什么原因导致的都不知道，多令人沮丧。假如我们能知道病因，我相信父母的态度会从迷茫转变为更强的应对能力和更高的接受度。很多人可以被接受，很多人能有乐观的前景，甚至得到幸福。但这不是常态。

压力对自闭症个体的影响很可能比对健康人更大。如能避免压力，事情就能像一贯的那样顺利进行下去。反之，如果行为突然恶化，就要去找找可能导致恶化的压力。所以对那些与自闭症患者有日常接触的人，最实际的建议通常是这样的：努力找出压力源，然后消除它们。压力源可能不明显。比如，可能只是一种非结构化的情形，比如当不得不决定要吃什么的时候。

你无须害怕自闭症患者。他们与众不同，但正如马克·哈登小说里的主人公克里斯托弗一样，他们也很努力地要表现得像其他任何人一样。他们有可能做事夸张，有可能惹恼旁人，比如在尴尬的时间问奇怪的问题。假如从基础研究中获得了一些基本知识和理解，你有可能处理得更好。你不需要寻求关于该说什么、该做什么的特别建议，这永远不会切合具体的人或具体的场景；你可以自己构思问题，然后想办法解决。

本书传达的信息是，科学研究已经回答了关于自闭症令人困惑的部分问题，未来还将回答许多尚未解决的问题。为自闭症患者选择合适的教育和照料，这没有捷径可走。非常重要的是，研究处在相当基础的层面，特别是在大脑和心智层面。

我们还需要了解更多的事情

自闭症之谜仍在召唤我们去解开。在本书中的许多地方，我已经暗示了我们无知的黑点。不管怎样，我们需要更多了解心智/大脑是如何运作的。例如，当我们经历共情时、有眼神接触时、识别人脸时，简而言之，当我们与他人社交时，大脑里究竟发生了什么？我们需要知道关于心智/大脑的更多机制，这些机制使我们能够意识到自我，意识到我们与他人的关系。也许，最诱惑人的是，我们需要找到天才型人才的秘密。

然而，我们也可以把这些无知的黑点看作尚未开发的新大陆上的白点。各种探险家，特别是那些把心理学实验和神经科学的技术结合起来的人，以及能够与细胞生物学家和遗传学家协同工作的人，将会填补地图上的空白，并带回预示着丰厚回报的答案。这些答案不仅能够让我们更好地理解自闭症患者，还能够让我们了解我们所有人为什么是现在的样子。

对黛安娜，我的建议是她不该惧怕提出其他重大理论，她可以努力地批判性阅读本书中所述的各大理论。关于扩大知识的疆界，没什么比尝试提出初看有点疯狂的理论更好的方式了——只要这些理论能经受住实验的检验。

译名对照表

A
absolute pitch 绝对音高
aloof 疏离
animated triangles 动的三角形
Applied Behaviour Analysis 应用行为分析疗法
AQ test 自闭症谱系量表测试
Asperger, Hans 汉斯·阿斯伯格
Asperger syndrome 阿斯伯格综合征
attention 注意力/关注
autism spectrum 自闭症谱系

B
Baron-Cohen, Simon 西蒙·巴伦-科恩
Blastland, Michael 迈克尔·布拉斯特兰德
brain cells 脑细胞
brain development 大脑发育
brain connectivity 大脑联结
brain scanning 大脑扫描
brain overgrowth, brain size 大脑过度发育，大脑体积
brain's mentalizing system 大脑的心智化系统
broader phenotype 更多样的表现型

C
Cambridge Autism Research Centre 剑桥自闭症研究中心
central coherence 中央统合
Claibourne-Park, Clara 克拉拉·克莱本-帕克
cognitive phenotype 认知表现型
communication 交流
comorbidity 共病
compensatory learning 补偿性学习
connectivity in the brain 大脑中的联结

D
detail focus 细节聚焦
development 发育
Dewey, Margaret 玛格丽特·杜威
diagnosis 诊断
difference vs disability 差异与障碍
Down Syndrome 唐氏综合征

E
echoing speech 言语重复
EEG and MEG 脑电波与脑磁波
Elgar, Sybil 西比尔·埃尔加
emotions 情感
empathy 共情
enhanced perceptual facilitation 增强的知觉促进
epilepsy 癫痫

executive functions 执行功能
eye gaze 眼神凝视

F
frontal lobes 大脑额叶

G
genetic risk factors, protective factors 基因风险因素,保护性因素
Gillberg, Christopher 克里斯托弗·伊尔贝里

H
Haddon, Marc 马克·哈登
Happé, Francesca 弗兰切斯卡·哈佩
Hermelin, Beate 贝亚特·赫尔梅林
high-functioning autism 高功能自闭症
hypersensitivity 过度敏感

I
imitation 模仿
instability of development 发育不稳定性
intelligence 智力

J
jigsaw puzzles 拼图游戏
joint attention 联合注意力

K
Kanner, Leo 利奥·坎纳
Kim Peek 金·皮克

L
learning disability 学习障碍

Lovaas, Ivar 伊瓦尔·洛瓦斯

M
mental retardation 智力发育迟缓
mentalizing, mind-reading, Theory of Mind 心智化,心智读取,心智理论
MMR vaccination 麻腮风三联疫苗
mirror neurons 镜像神经元

N
National Autism Societies 全国自闭症协会

O
O'Connor, Neil 尼尔·奥康纳

P
PDD-NOS 待分类的广泛性发育障碍
personality type 人格类型
psychopaths 精神变态者
prevalence 患病率
pruning of the brain 大脑修剪

R
Rainman《雨人》
reciprocal interaction 交互式交际
regression 退化
repetitive activities 重复行为
restricted activities 受限行为
rigidity 刻板
Rimland, Bernard 伯纳德·里姆兰德
Rutter, Michael 迈克尔·拉特

S
Sally-Anne test 萨莉-安妮测试

savant talent 天才型人才
Schopler, Eric 埃里克·舍普勒
self 自我
Smarties test 水果糖测试
special education 特殊教育
Steven Wiltshire 斯蒂芬·威尔特希尔
social brain 社交大脑
social interest 社交兴趣
social stereotypes 社交成见
systemizing and empathizing 系统化和共情

T

talent 天赋/才能
TEACCH 结构化教学法
Temple Grandin 坦普·葛兰汀

testosterone 睾丸素
theory of mind 心智理论
Thomas the Tank Engine《托马斯小火车》
thimerosal 硫柳汞
top-down and bottom-up 自上而下和自下而上
transporters 运输者
triad of impairments "三合一"障碍

V

vaccination 疫苗注射
visual perception 视觉知觉

W

Wing, Lorna 洛娜·温

参考文献

See also references cited in the captions to Figures.

On prevalence

Baird, G., Simonoff, E., Pickles, A., Chandler, S., Loucas, T., Meldrum, D., Charman, T. (2006) Prevalence of disorders of the autism spectrum in a population cohort of children in South Thames: the Special Needs and Autism Project (SNAP). *Lancet*, **368(9531)**: 210–215.

Baron-Cohen, S., Wheelwright, S., Skinner, R., Martin, J., and Clubley, E. (2001) The autism spectrum quotient (AQ): evidence from Asperger syndrome/high-functioning autism, males and females, scientists and mathematicians. *Journal of Autism and Developmental Disorders*, **31**: 5–17.

Wing, L., and Potter, D. (2002) The epidemiology of autistic spectrum disorders: is the prevalence rising? *Mental Retardation and Developmental Disabilities Research Reviews*, **8(3)**: 151–161.

On causes

Bauman, M. L., and Kemper, T. L., eds. (1994) *The Neurobiology of Autism*. Baltimore: Johns Hopkins University Press.

Courchesne, E. (2004) Brain development in autism: early overgrowth followed by premature arrest of growth. *Mental Retardation and Developmental Disability Research Reviews* **10(2)**: 106–111.

Ellman, D., and Bedford, H. (2007) MMR: where are we now? *Archives of Disease in Childhood*, **92**: 1055–1057.

Geschwind, D., and Levitt, P. (2007) Autism spectrum disorders: developmental disconnection syndromes. *Current Opinion in Neurobiology*, **17(1)**: 103–111.

Gillberg, C. and Coleman, M. (2000) *The Biology of the autistic syndromes* 3rd ed. London: Mac Keith Press.

Losh, M. and Piven, J. (2007) Social cognition and the broad autism phenotype: identifying genetically meaningful phenotypes. *Journal of Child Psychology and Psychiatry*, **48(1)**: 105–112.

Minshew, N.J. and Williams D.L. (2007) The new neurobiology of autism: cortex, connectivity, and neuronal organization. *Archives of Neurology*, **64(7)**: 945–950.

Persico, A. M., and Bourgeron, T. (2006) Searching for ways out of the autism maze: genetic, epigenetic and environmental clues. *Trends in Neuroscience*, **29(7)**: 349–358.

Rutter, M. (2006) *Genes and Behavior: Nature-Nurture Interplay Explained.* Oxford: Blackwell.

Yeo, R. A., Gangestad, S. W., and Thoma, R. J. (2007) Developmental instability and individual variation in brain development: implications for the origin of neurodevelopmental disorders. *Current Directions in Psychological Science*, **16**: 245–249.

On impairments of social interaction

Baron-Cohen, S., Tager-Flusberg, H., and Cohen, D., eds. (2000) *Understanding Other Minds: Perspectives from Developmental Cognitive Neuroscience.* Oxford: Oxford University Press.

Dapretto, M., Davies, M. S., Pfeifer, J. J., Scott, A. A., Sigman, M., Bookheimer, S. Y. et al. (2006) Understanding emotions in others: mirror neuron dysfunction in children with autism spectrum disorders. *Nature Neuroscience*, **9(1)**: 28–30.

Dawson, G., Meltzoff, A. N., Osterling, J., Rinaldi, J., and Brown, E. (1998) Children with autism fail to orient to naturally occurring social stimuli. *Journal of Autism and Developmental Disorders*, **28(6)**: 479–485.

Hirschfeld, L., Bartmess, E., White, S., and Frith, U. (2007). Can autistic children predict behavior by social stereotypes? *Current Biology*, **17(12)**: R451–452.

Mundy, P., and Newell, L. (2007) Attention, joint attention and social cognition. *Current Directions in Psychological Science*, **16**(5): 269–274.

Pelphrey, K., Morris, J. P., McCarthy, G. (2005) The neurological basis of eye gaze processing deficits in autism. *Brain*, **128** (Pt 5): 1038–1048.

Rizzolatti, G., Fogassi, L., Gallese, V. (2006) Mirrors of the mind. *Scientific American*, **295**(5): 54–61.

Rogers, S., and Williams J. H. G., eds. (2006) *Imitation and the Social Mind: Typical Development and Autism*. New York: Guilford Press.

On non-social features

Bird, G., Catmur, C., Silani, G., Frith, C., Frith, U. (2006) Attention does not modulate neural responses to social stimuli in autism spectrum disorders. *Neuroimage*, **31**(4): 1614–1624.

Gilbert S.J., Bird G., Brindley R., Frith C.D. and Burgess P.W. (2008) Atypical recruitment of medial prefrontal cortex in autism spectrum disorders: An fMRI study of two executive function tasks, *Neuropsychologia*, **46**(9): 2281–2291.

Happé, F., and Frith, U. (2006) The weak central coherence account: detail focused cognitive style in autistic spectrum disorders. *Journal of Autism and Developmental Disorders*, **36**: 5–25.

Heaton, P., Williams, K., Cummins, O., and Happé, F. (2007) Autism and pitch processing splinter skills: a group and subgroup analysis. *Autism*, 12: 203–219.

Hermelin, B. (2001) *Bright Splinters of the Mind: A Personal Story of Research with Autistic Savants*. London: Jessica Kingsley.

Hill, E.L. (2004) Executive dysfunction in autism. *Trends in Cognitive Sciences*, **8**(1): 26–32.

Mann T.A. and Walker P. (2003) Autism and a deficit in broadening the spread of visual attention, *Journal of Child Psychology and Psychiatry*, **44**(2): 274–284.

Mottron, L., Dawson, M., Soulieres, I., Hubert, B., and Burack, J. (2006) Enhanced perceptual functioning in autism: an update, and eight principles of autistic perception. *Journal of Autism and Developmental Disorders*, **36**(1): 27–43.

扩展阅读

Classic readings

Asperger, H. (1944) Die 'autistischen Psychopathen', in *Kindesalter*, trans. U. Frith in U. Frith, ed. (1991) *Autism and Asperger Syndrome*. Cambridge: Cambridge University Press.

Kanner, L. (1943) Autistic disturbances of affective contact, *Nervous Child*, 2: 217–250.

Introductions

Frith, U. (2003) *Autism: Explaining the Enigma*. Oxford: Blackwell.

Medical Research Council UK (2001) *Autism: Research Review*, MRC website.

Sigman, M., and Capps, L. (1997) *Children with Autism: A Developmental Perspective*. Cambridge, Mass.: Harvard University Press.

Houston, R., and Frith, U. (2002) *Autism in History*. Oxford: Blackwell.

Morton, J. (2004) *Understanding Developmental Disorders: A Cognitive Modelling Approach*. Oxford: Blackwell.

Edited volumes presenting research

Charman, T., and Stone, W., eds. (2006) *Social and Communication Development in Autism Spectrum Disorders: Early Identification, Diagnosis, and Intervention*. New York: Guilford Press.

Frith, U., and Hill, E., eds. (2003) *Autism: Brain and Mind*, Oxford: Oxford University Press.
McGregor, E., Nunez, M., Cebula, K., and Gomez, J. C. *et al.*, eds. (2008) *Autism: An Integrated View from Neurocognitive, Clinical and Intervention Research*. Oxford: Wiley-Blackwell.
Volkmar, F. R., Paul, R., Klin, A., and Cohen, D. J., eds. (2005) *Handbook of Autism and Pervasive Developmental Disorders, Diagnosis, Development, Neurobiology, and Behavior*, 3rd edition. Hoboken, NJ: Wiley.

Biographical accounts

Claiborne-Park, C. (1967, 1995) *The Siege*. New York: Little Brown.
Blastland, M. (2006) *Joe: The Only Boy in the World*. London: Profile Books.
Grandin, T. (1996) *Thinking in Pictures: My Life with Autism*. New York: Vintage Books.
Lawson, W. (2000) *Life behind Glass: A Personal Account of Autism Spectrum Disorder*. London: Jessica Kingsley.
Moore, C. (2004) *George and Sam*. London: Penguin.
Sacks, O. (1995) *An Anthropologist on Mars*. New York: Vintage Books.

Guide books

Attwood, T. (2006) *A Complete Guide to Asperger's Syndrome*. London: Jessica Kingsley.
Siegel, B. (2003) *Helping Children with Autism Learn: Treatment Approaches for Parents and Professionals*. Oxford: Oxford University Press.
Wing. L. (1997) *The Autism Spectrum: A Guide for Parents and Professionals*. London: Constable.